# DIETA BARIATRICA 2024

110 Ricette Menù per Sostenere il Tuo Viaggio di Perdita di Peso Strategie Nutrizionali e Consigli Pratici per una Nuova Vita

## TERY LONG

# ESCLUSIONE DI RESPONSABILITÀ

Tieni presente che il contenuto di questo libro si basa sull'esperienza personale e su varie fonti di informazione, Questo libro si propone di fornire materiale utile e informativo sui temi trattati nella pubblicazione. Viene venduto con la consapevolezza che l'autore e l'editore non sono impegnati a fornire servizi medici, sanitari o altri servizi professionali personali nel libro. Il lettore dovrebbe consultare il proprio medico, operatore sanitario o altro professionista competente prima di adottare qualsiasi suggerimento in questo libro o trarre conclusioni. L'autore e l'editore declinano espressamente qualsiasi responsabilità per qualsiasi responsabilità, perdita o rischio, personale o altro, derivante, direttamente o indirettamente, dall'uso e dall'applicazione di qualsiasi contenuto di questo libro.

# NOTA

Nel contesto di questo libro, quando ci riferiamo a "una tazza" come unità di misura degli ingredienti, intendiamo l'uso di una normale tazza da cucina con una capacità di circa 2 millilitri. È essenziale utilizzare un misurino per ottenere le giuste quantità di ingredienti. Se non disponete di un misurino, potete utilizzare un misurino graduato, facendo attenzione a corrispondere correttamente alle proporzioni indicate. Ecco alcuni esempi 1Tazza di farina 100 gr. 1Tazza di riso 200 gr. 1Tazza di Quinoa 200 gr, Si consiglia di livellare gli ingredienti secchi nella tazza utilizzando una spatola o la lama di un coltello per ottenere una misurazione accurata. Per gli ingredienti liquidi si consiglia di riempire la tazza fino all'orlo senza schiacciare o lasciare vuoti.

# SOMMARIO

# RICETTE ANTIPASTI E FRULLATI

# RICETTE SECONDI PIATTI

# INTRODUZIONE CHE COS'È LA DIETA BARIATRICA

La dieta bariatrica è un regime alimentare specificamente progettato per le persone che hanno subito un intervento di chirurgia bariatrica, come il bypass gastrico, la gastrectomia a manica o il bendaggio gastrico. Questa dieta è fondamentale per garantire il successo a lungo termine dell'intervento e per aiutare i pazienti a raggiungere e mantenere una significativa perdita di peso. Obiettivi della Dieta Bariatrica: 1. Guarigione PostOperatoria: Nei primi giorni e settimane dopo l'intervento, la dieta è orientata a favorire la guarigione dello stomaco e dell'intestino. In questa fase, si consumano principalmente liquidi chiari e cibi morbidi. 2. Riduzione dell'Assunzione Calorica: A lungo termine, la dieta bariatrica mira a ridurre significativamente l'apporto calorico giornaliero, pur garantendo l'assunzione di tutti i nutrienti essenziali.

**3. Prevenzione di Deficienze Nutrizionali:** A causa delle alterazioni nella digestione e nell'assorbimento dei nutrienti, è essenziale seguire un piano alimentare bilanciato e spesso integrare vitamine e minerali. **4. Gestione del Peso:** La dieta aiuta i pazienti a mantenere la perdita di peso ottenuta con l'intervento e a prevenire la ripresa del peso.

**Principi Chiave della Dieta Bariatrica:**

**Porzioni Piccole:** Poiché lo stomaco è significativamente ridotto, le porzioni devono essere molto più piccole rispetto a quelle preoperatorie. **Masticazione Lenta e Completa:** È cruciale masticare il cibo molto bene per facilitare la digestione e prevenire problemi come ostruzioni. **Elevata Assunzione di Proteine:** Le proteine sono essenziali per preservare la massa muscolare e sostenere il metabolismo. –

Limitazione di Zuccheri e Grassi: Alimenti ricchi di zuccheri e grassi possono causare sintomi spiacevoli come la "dumping syndrome", caratterizzata da nausea, diarrea e crampi addominali. Evoluzione della Dieta: La dieta bariatrica si evolve in diverse fasi, che vanno da una dieta liquida immediatamente postoperatoria a una dieta solida ben bilanciata. Ogni fase è progettata per adattarsi al processo di guarigione e alle nuove capacità digestive del paziente. In sintesi, la dieta bariatrica è un elemento cruciale per il successo di un intervento di chirurgia bariatrica. Seguire attentamente questo piano alimentare aiuta a ottimizzare i risultati dell'intervento e a mantenere una salute ottimale a lungo termine.

# OBIETTIVI DELLA DIETA BARIATRICA

La dieta bariatrica è concepita per supportare e ottimizzare i risultati della chirurgia bariatrica, con un focus specifico su diversi obiettivi cruciali: 1. Supportare la Guarigione PostOperatoria:  Nei primi giorni e settimane dopo l'intervento, l'obiettivo principale è promuovere la guarigione dello stomaco e dell'intestino. Durante questa fase, la dieta è composta principalmente da liquidi chiari e cibi morbidi, per evitare stress sull'apparato digerente. 2. Facilitare la Perdita di Peso: Una delle mete principali della dieta bariatrica è favorire una significativa perdita di peso, riducendo drasticamente l'assunzione calorica e migliorando l'efficienza metabolica del corpo. 3. Prevenire Deficienze Nutrizionali:  Dopo la chirurgia bariatrica, il corpo potrebbe avere difficoltà ad assorbire alcuni nutrienti essenziali. La dieta è quindi strutturata per garantire un adeguato apporto di vitamine, minerali e proteine, spesso accompagnato dall'uso di integratori. 4. Mantenere la Massa Muscolare:  Un altro obiettivo è preservare la massa muscolare durante la perdita di peso. Questo viene raggiunto attraverso un elevato apporto di proteine e un'attività fisica adeguata, per evitare che il corpo utilizzi il tessuto muscolare come fonte di energia. 5. Prevenire Complicanze PostOperatorie:  La dieta è anche orientata a minimizzare il rischio di complicanze come la "dumping syndrome", che può verificarsi quando cibi ricchi di zuccheri o grassi vengono consumati troppo rapidamente. Per evitare queste complicanze, la dieta limita questi tipi di alimenti e incoraggia un consumo lento e controllato. 6. Promuovere Abitudini Alimentari Sostenibili:  La dieta bariatrica non è solo un piano temporaneo, ma mira a instaurare abitudini alimentari sane e sostenibili a lungo termine. Questo include il consumo di porzioni ridotte, la scelta di cibi nutrienti e l'adozione di una routine di pasti regolare. 7. Supportare il Benessere Psicologico ed Emotivo:  Oltre agli aspetti fisici, la dieta bariatrica tiene conto anche del benessere psicologico del paziente. Adattarsi a un nuovo modo di alimentarsi può essere una sfida emotiva, per cui la dieta spesso include supporto psicologico per gestire i cambiamenti di stile di vita. In sintesi, la dieta bariatrica è progettata per essere un pilastro nel percorso di perdita di peso postchirurgico, favorendo una guarigione efficace, una perdita di peso sicura e duratura, e un miglioramento complessivo della qualità della vita del paziente.

# FASI DELLA DIETA BARIATRICA

La dieta bariatrica è suddivisa in diverse fasi, che si evolvono gradualmente per adattarsi alla guarigione e alle nuove esigenze digestive del paziente. Ogni fase ha obiettivi specifici e introduce gradualmente cibi più solidi, garantendo al contempo che il paziente riceva i nutrienti necessari senza sovraccaricare il sistema digestivo. 1. Fase 1: Dieta Liquida Chiara (Primi 12 Giorni) Obiettivo: Promuovere la guarigione immediata dello stomaco e ridurre il rischio di complicanze. Cibi Consentiti: Acqua, brodo chiaro, gelatina senza zucchero, tisane senza zucchero, ghiaccioli senza zucchero. Caratteristiche: Questa fase dura tipicamente uno o due giorni dopo l'intervento. Il paziente deve sorseggiare lentamente i liquidi e bere piccole quantità frequenti per evitare nausea e disturbi.

**2. Fase 2: Dieta Liquida Completa (Giorni 37)** Obiettivo: Iniziare a fornire nutrimento mentre si continua a proteggere lo stomaco. Cibi Consentiti: Latti vegetali, frullati proteici, yogurt magro e liscio, creme di brodo, succhi di frutta diluiti, integratori proteici liquidi. Caratteristiche: Durante questa fase, il paziente può introdurre liquidi più densi e nutrienti, concentrandosi principalmente sull'assunzione di proteine e liquidi per mantenere l'idratazione. **3. Fase 3: Dieta Purea (Settimane 24)** Obiettivo: Reintrodurre cibi solidi in una forma altamente digeribile. Cibi Consentiti: Alimenti frullati come purea di frutta e verdura, pesce e carne magra frullati, uova strapazzate, tofu, yogurt greco, purea di legumi. Caratteristiche: I cibi in questa fase devono avere una consistenza liscia e pastosa. Le porzioni sono molto piccole, e il paziente deve continuare a mangiare lentamente e masticare bene.

4. Fase 4: Dieta Semisolida (Settimane 46) Obiettivo: Abituare lo stomaco a cibi più solidi mantenendo l'apporto proteico adeguato.  Cibi Consentiti: Alimenti morbidi e facili da masticare come pollo, pesce, verdure cotte,  cereali ben cotti, ricotta, formaggi magri.  Caratteristiche: I cibi devono essere morbidi e facilmente masticabili. Questa fase prepara gradualmente il paziente alla reintroduzione di una dieta più normale. 5. Fase 5: Dieta Solida (Da 6 Settimane in Poi)  Obiettivo: Raggiungere una dieta equilibrata e sostenibile a lungo termine.  Cibi Consentiti: Tutti i cibi, con alcune eccezioni. È importante continuare a evitare cibi ricchi di zuccheri, grassi e carboidrati raffinati. Focus su proteine magre, verdure, frutta a basso contenuto di zucchero e cereali integrali. Caratteristiche: Questa fase rappresenta la transizione verso una dieta normale, con porzioni molto ridotte e un focus continuo su

una masticazione accurata e un consumo lento. La dieta deve essere equilibrata, ricca di proteine, fibre e nutrienti essenziali. 6. Mantenimento a Lungo Termine  Obiettivo: Stabilizzare il peso e mantenere uno stile di vita sano.  Cibi Consentiti: Una dieta equilibrata simile alla Fase 5, con occasionali aggiustamenti per evitare il recupero di peso. Caratteristiche: I pazienti devono continuare a seguire un piano alimentare che supporti il mantenimento del peso e la prevenzione delle carenze nutrizionali, con un'enfasi continua sulle proteine, l'idratazione e il controllo delle porzioni. Queste fasi sono fondamentali per garantire il successo della chirurgia bariatrica e aiutare i pazienti a sviluppare abitudini alimentari sane che dureranno tutta la vita.

# MENU SETTIMANALE

Esempio di Menu Settimanale per la Dieta Bariatrica (Fase Solida) Questo esempio di menu settimanale è pensato per la fase solida della dieta bariatrica, che inizia circa 6 settimane dopo l'intervento chirurgico. È importante notare che le porzioni devono essere molto ridotte, e il paziente deve mangiare lentamente, masticando bene ogni boccone. Lunedì  Colazione:  1 uovo sodo  1 cucchiaio di ricotta magra  1 fetta di avocado  Spuntino:  1 yogurt greco magro  Pranzo:  60g di petto di pollo alla griglia  2 cucchiai di purè di carote  Spuntino:  1 pezzetto di formaggio magro  Cena:  60g di filetto di pesce al vapore  2 cucchiai di verdure cotte (zucchine o spinaci) Martedì  Colazione:  1 cucchiaio di fiocchi di latte  1 cucchiaio di fragole tagliate  Spuntino:  1 uovo sodo  Pranzo:  60g di tacchino arrosto  2 cucchiai di purè di cavolfiore  Spuntino:  1 pezzetto di formaggio magro  Cena:  60g di pesce al forno con erbe  2 cucchiai di broccoli al vapore Mercoledì  Colazione:

1 uovo strapazzato  1 cucchiaio di spinaci
cotti  Spuntino:  1 yogurt greco magro
Pranzo:  60g di filetto di manzo magro alla
griglia  2 cucchiai di purè di zucca  Spuntino:
1/2 mela senza buccia  Cena:  60g di pollo
arrosto  2 cucchiai di purè di patate dolci
Giovedì  Colazione:  1 uovo sodo  1 fetta di
avocado  Spuntino:  1 cucchiaio di ricotta
magra  Pranzo:  60g di filetto di salmone al
vapore  2 cucchiai di fagiolini al vapore
Spuntino:  1 pezzetto di formaggio magro
Cena:  60g di carne di tacchino tritata, cotta
con verdure  2 cucchiai di purè di carote
Venerdì  Colazione:  1 cucchiaio di fiocchi di
latte  1 cucchiaio di mirtilli  Spuntino:  1
uovo sodo  Pranzo:  60g di pesce bianco al
forno  2 cucchiai di purè di broccoli
Spuntino:  1 yogurt greco magro  Cena:  60g
di pollo alla griglia  2 cucchiai di purè di
patate dolci Sabato  Colazione:  1 uovo
strapazzato  1 fetta di pomodoro  Spuntino:
1 cucchiaio di ricotta magra  Pranzo:  60g di
filetto di maiale magro  2 cucchiai di purè di
cavolfiore  Spuntino:  1/2 pera senza buccia

Cena:  60g di pesce spada al vapore  2 cucchiai di spinaci cotti Domenica

Colazione:  1 uovo sodo  1 cucchiaio di fiocchi di latte  Spuntino:  1 yogurt greco magro  Pranzo:  60g di filetto di pollo al forno  2 cucchiai di purea di zucca

Spuntino:  1 pezzetto di formaggio magro

Cena:  60g di salmone al forno  2 cucchiai di verdure miste cotte (zucchine, carote)

Considerazioni:  Assunzione di Liquidi: Bevi almeno 1,5 litri di acqua al giorno, evitando di bere durante i pasti per evitare il riempimento precoce dello stomaco.

Supplementi: È essenziale assumere i supplementi vitaminici e minerali prescritti dal medico, per evitare carenze nutrizionali.

Porzioni: Le porzioni devono essere molto ridotte; consulta sempre il medico o il nutrizionista per personalizzare le quantità in base alle tue esigenze specifiche.

# FUTURO E CONCLUSIONE DELLA DIETA BARIATRICA

Futuro della Chirurgia Bariatrica La chirurgia bariatrica ha già rivoluzionato il trattamento dell'obesità grave e delle condizioni associate, ma il futuro di questa disciplina promette ulteriori avanzamenti significativi. Questi progressi sono guidati da nuove tecnologie, ricerche innovative e un'attenzione sempre maggiore alla personalizzazione delle cure. 1. Innovazioni Tecnologiche  Chirurgia Minimamente Invasiva: Le tecniche laparoscopiche e robotiche continueranno a evolversi, rendendo gli interventi ancora meno invasivi, riducendo i tempi di recupero e minimizzando i rischi associati. Telemedicina e Monitoraggio Remoto: Il monitoraggio postoperatorio potrebbe essere sempre più gestito attraverso la telemedicina, consentendo ai pazienti di ricevere supporto e controllo a distanza, riducendo la necessità di visite in persona. 2. Personalizzazione della Cura  Trattamenti Su Misura:

Con l'avanzamento della medicina di precisione, sarà possibile personalizzare i protocolli chirurgici e nutrizionali in base alle caratteristiche genetiche e metaboliche del paziente, ottimizzando i risultati. Psicologia e Supporto Comportamentale: L'integrazione di supporto psicologico e programmi di cambiamento comportamentale su misura sarà fondamentale per aiutare i pazienti a gestire le sfide a lungo termine legate all'alimentazione e allo stile di vita postchirurgico. 3. Nuovi Approcci e Tecniche Tecniche Non Chirurgiche: Potrebbero emergere nuovi trattamenti meno invasivi, come i palloncini intragastrici avanzati o dispositivi endoscopici, che offrono alternative alla chirurgia per alcuni pazienti. Ricerca su Microbioma e Metabolismo: La ricerca sul microbioma intestinale e il suo ruolo nel metabolismo potrebbe portare a nuovi trattamenti combinati con la chirurgia bariatrica, per migliorare la gestione del peso e della salute metabolica. 4. Accessibilità e Inclusione  Ampliamento dell'Accesso: Si prevede un'espansione dell'accesso alla chirurgia bariatrica, soprattutto nei paesi in via di sviluppo, grazie a programmi di educazione e finanziamenti che rendono i trattamenti più accessibili. Riduzione dello Stigma: Con una maggiore consapevolezza e accettazione dell'obesità come condizione medica complessa, lo stigma associato alla chirurgia bariatrica potrebbe ridursi, incoraggiando più persone a considerare questa opzione di trattamento. Conclusione La chirurgia bariatrica rappresenta una potente alleata nella lotta contro l'obesità grave e le malattie metaboliche associate, offrendo a milioni di persone una nuova possibilità di vivere una vita più sana e attiva. Tuttavia, il successo a lungo termine dipende non solo dall'intervento chirurgico, ma anche dall'impegno del paziente a seguire un piano alimentare e uno stile di vita appropriati. Perseveranza e Supporto:

La strada postchirurgica è un viaggio continuo che richiede perseveranza, pazienza e supporto. È essenziale che i pazienti lavorino a stretto contatto con un team multidisciplinare, che include medici, nutrizionisti, psicologi e specialisti in attività fisica, per affrontare le sfide e garantire il successo duraturo. Evoluzione Continua: Con l'evoluzione della tecnologia e della medicina, la chirurgia bariatrica continuerà a migliorare, offrendo soluzioni sempre più efficaci e meno invasive. Questa disciplina non rappresenta solo una soluzione chirurgica, ma un vero e proprio cambiamento di vita, che, se affrontato con il giusto spirito e supporto, può portare a risultati straordinari. In sintesi, il futuro della chirurgia bariatrica è promettente e ricco di possibilità. Con l'adozione di nuove tecnologie e un approccio personalizzato, i pazienti potranno beneficiare di risultati sempre migliori, contribuendo a una maggiore qualità della vita e a un benessere generale duraturo.

# RICETTE COLAZIONE

31

# FRITTATA DI ALBUMI CON SPINACI E RICOTTA

Tempo di preparazione: 10 minuti

Tempo di cottura: 15-20 minuti

Dosi: 4 persone

Ingredienti:

8 albumi

200g di spinaci freschi

100g di ricotta

50g di parmigiano reggiano grattugiato

1 spicchio d'aglio

Sale, pepe e noce moscata q.b.

1 cucchiaio d'olio extravergine d'oliva

## Preparazione

Lava gli spinaci, tritali grossolanamente e cuocili in padella con un filo d'olio e l'aglio tritato fino a che saranno appassiti. In una ciotola, sbatti gli albumi con una forchetta, aggiungi la ricotta, il parmigiano, sale, pepe e noce moscata. Unisci gli spinaci al composto di uova e mescola bene. Versa il composto in una padella antiaderente unta d'olio e cuoci a fuoco medio, coprendo con un coperchio. Quando la frittata sarà rappresa sul fondo, girala con l'aiuto di un piatto o di una paletta. Cuoci l'altro lato fino a doratura.

# SMOOTHIE PROTEICO AI FRUTTI DI BOSCO

Tempo di preparazione: 5 minuti

Tempo di cottura: Non necessario

Dosi: 1 persona

Ingredienti:

150g di yogurt greco

1 misurino di proteine in polvere (gusto a scelta)

100g di frutti di bosco misti (freschi o surgelati)

1/2 banana

150ml di latte vegetale (mandorla, soia, riso)

Dolcificante naturale a piacere (stevia, eritritolo)

## Preparazione

Metti tutti gli ingredienti in un frullatore e frulla fino ad ottenere un composto omogeneo. Se lo preferisci più dolce, aggiungi il dolcificante.Consigli: Per una versione più leggera, puoi ridurre la quantità di ricotta o di proteine in polvere. Se sei intollerante al lattosio, utilizza latte vegetale e yogurt di soia.

# PANCAKE PROTEICI ALLA BANANA

Tempo di preparazione: 10 minuti

Tempo di cottura: Circa 2 minuti a pancake

Dosi: 4 persone (circa 8 pancake)

Ingredienti:

2 banane mature

4 albumi

100g di farina d'avena

1 cucchiaino di lievito per dolci

Cannella in polvere q.b.

Olio di cocco o spray antiaderente

per ungere la padella

## Preparazione

Schiaccia le banane con una forchetta fino a ottenere una purea. In una ciotola, unisci la purea di banana, gli albumi, la farina d'avena, il lievito e la cannella. Mescola bene fino ad ottenere un composto omogeneo. Scalda una padella antiaderente e ungila leggermente con olio di cocco o spray. Versa un mestolo di composto per ogni pancake e cuoci a fuoco medio fino a quando sulla superficie si formeranno delle bollicine e il bordo sarà dorato. Gira il pancake e cuoci dall'altro lato. Ripeti l'operazione fino a terminare il composto.

# YOGURT GRECO CON PUREA DI MELA E CANNELLA

Tempo di preparazione: 5 minuti

Tempo di cottura: Non necessario

Dosi: 4 persone

Ingredienti:

500g di yogurt greco

2 mele

1 cucchiaino di cannella in polvere

Nocciole tritate (facoltative)

## Preparazione

Sbuccia le mele, tagliale a pezzi e cuocile in una pentola con poca acqua fino a quando saranno morbide. Schiaccia le mele con una forchetta per ottenere una purea. Versa lo yogurt greco in quattro ciotole. Aggiungi un cucchiaio di purea di mele e una spolverata di cannella a ogni ciotola. Decora con nocciole tritate, se lo desideri.

Consigli: Per la purea di mele, puoi utilizzare anche altre tipologie di frutta, come pere o prugne.

# PORRIDGE DI AVENA E LATTE DI MANDORLA

Tempo di preparazione: 5 minuti

Tempo di cottura: 2-3 minuti

Dosi: 2 persona

Ingredienti:

80g di fiocchi d'avena

400ml di latte di mandorla

Frutta fresca a piacere (banane, mirtilli, fragole)

Semi (chia, lino, zucca)

Noci o mandorle tritate

Cannella in polvere

Miele o sciroppo d'agave (opzionale)

## Preparazione

In un pentolino, versa i fiocchi d'avena e il latte di mandorla. Cuoci a fuoco basso, mescolando continuamente, fino a quando il porridge avrà raggiunto la consistenza desiderata. Versa il porridge in una ciotola e aggiungi la frutta tagliata a pezzi, i semi, le noci, la cannella e dolcifica con miele o sciroppo d'agave, se lo desideri.

## Consigli:

Puoi personalizzare il tuo porridge con diversi tipi di frutta, semi e frutta secca.

## UOVA STRAPAZZATE CON AVOCADO E POMODORINI

Tempo di preparazione: 5 minuti

Tempo di cottura: 5 minuti

Dosi: 2 persona

Ingredienti:

4 uova

1 avocado maturo

4 pomodorini

Sale e pepe q.b.

Olio extravergine d'oliva

Preparazione

In una padella antiaderente, scalda un filo d'olio. Sbatti le uova in una ciotola con un pizzico di sale e pepe. Versa le uova nella padella e cuocile a fuoco basso, mescolando continuamente con una forchetta, fino a ottenere delle uova strapazzate morbide. Nel frattempo, taglia l'avocado a cubetti e i pomodorini a metà. Unisci l'avocado e i pomodorini alle uova strapazzate e mescola delicatamente.

Consigli:

Per le uova strapazzate, puoi aggiungere altre verdure come spinaci o funghi.

# BUDINO DI CHIA AL COCCO E MIRTILLI

Tempo di preparazione: 5 minuti

Tempo di riposo: Almeno 2 ore

Porzioni: 2

Ingredienti:

2 cucchiai di semi di chia

1 tazza di latte di cocco

1/4 di tazza di mirtilli freschi o congelati

1 cucchiaio di miele (opzionale)

Scorza grattugiata di un lime (opzionale)

## Preparazione

Unisci gli ingredienti: In un vasetto o in una ciotola, versa i semi di chia, il latte di cocco, i mirtilli, il miele e la scorza di lime (se usi). Mescola bene: Mescola bene tutti gli ingredienti fino a che i semi di chia non siano completamente immersi nel liquido. Riposa: Copri il vasetto e lascia riposare in frigorifero per almeno 2 ore, o fino a quando il budino non avrà raggiunto la consistenza desiderata. Servi: Servi il budino di chia decorando con qualche mirtillo fresco.

## Consigli:

Budino di Chia: Puoi personalizzare il tuo budino aggiungendo altri frutti di bosco, frutta secca o semi.

# MINI FRITTTELLE DI ZUCCHINE E FORMAGGIO

Tempo di preparazione: 20 minuti

Tempo di cottura: 15 minuti

Porzioni: Circa 12 frittelle

Ingredienti:

1 zucchina grattugiata

100g di formaggio grattugiato

(tipo grana padano)

1 uovo

50g di farina 00

1 cucchiaino di lievito per dolci

Sale e pepe q.b.

Olio per friggere

## Preparazione

**Prepara l'impasto:** In una ciotola, unisci la zucchina grattugiata, il formaggio grattugiato, l'uovo, la farina, il lievito, il sale e il pepe. Mescola bene fino ad ottenere un composto omogeneo. **Forma le frittelle:** Con l'aiuto di due cucchiaini, forma delle piccole palline di impasto. **Friggi:** Scalda abbondante olio in una padella e friggi le frittelle fino a quando saranno dorate su entrambi i lati. Scola le frittelle su carta assorbente per eliminare l'olio in eccesso.

## Consigli:

**Mini Fritttelle:** Puoi aggiungere altre verdure all'impasto, come carote o spinaci.

## OMELETTE DI TOFU E VERDURE MISTE

Tempo di preparazione: 15 minuti

Tempo di cottura: 10 minuti

Porzioni: 2

Ingredienti:

200g di tofu

1cipolla

1peperone

1 zucchina

1 uovo

2 cucchiai di farina di ceci

1 cucchiaio di latte di soia

Sale, pepe, erbe aromatiche

a piacere (origano, basilico)

Olio extravergine d'oliva

## Preparazione

**Prepara le verdure:** Affetta finemente la cipolla, il peperone e la zucchina. **Sbriciola il tofu:** Sbriciola il tofu con una forchetta. **Unisci gli ingredienti:** In una ciotola, unisci il tofu sbriciolato, l'uovo, la farina di ceci, il latte di soia, le verdure, il sale, il pepe e le erbe aromatiche. Mescola bene fino ad ottenere un composto omogeneo. **Cuoci l'omelette:** Scalda una padella antiaderente con un filo d'olio. Versa il composto e cuoci a fuoco medio, coprendo con un coperchio, fino a quando sarà dorato sotto. Gira l'omelette e cuoci anche l'altro lato.

# FIOCCHI DI LATTE CON FRAGOLE E MIELE LIGHT

**Tempo di preparazione: 5 minuti**

**Tempo di cottura: Non necessario**

**Porzioni: 1**

**Ingredienti:**

**100g di fiocchi di latte**

**150g di fragole**

**1 cucchiaio di miele light**

**Menta fresca (facoltativa)**

Preparazione

Lava e taglia la frutta: Lava le fragole e tagliale a metà. Componi il piatto: Disponi i fiocchi di latte in una ciotola, aggiungi le fragole tagliate e condisci con il miele light. Decora: Completa il piatto con qualche fogliolina di menta fresca.

Consigli:

Fiocchi di latte: Puoi sostituire i fiocchi di latte con yogurt greco o ricotta per una variante più proteica.

# RICETTE ANTIPASTI E FRULLATI

# INSALATA DI POLLO E AVOCADO

Tempo di preparazione: 15 minuti

Porzioni: 1

Ingredienti:

100g di petto di pollo grigliato

e tagliato a cubetti

1/2 avocado maturo, tagliato a cubetti

1/4 di cetriolo, tagliato a rondelle

1/4 di cipolla rossa, affettata finemente

1 pomodorino, tagliato a cubetti

2 cucchiai di mais

1 cucchiaio di semi di girasole

2 cucchiai di vinaigrette

(o limone, olio e sale

Preparazione

In una ciotola, unisci tutti gli ingredienti.

Conditi con la vinaigrette o con un emulsione di limone, olio e sale.

Mescola delicatamente per amalgamare i sapori.

Consigli:

Insalata: Puoi personalizzare l'insalata aggiungendo altri ingredienti come rucola, spinaci, noci o formaggio feta.

# ZUPPA DI VERDURE FRULLATA

Tempo di preparazione: 20 minuti

Tempo di cottura: 20 minuti

Porzioni: 2

Ingredienti:

1 carota

1 patata

1/2 cipolla

1 costa di sedano

1 litro di brodo vegetale

Olio extravergine d'oliva

Sale e pepe q.b.

Erbe aromatiche fresche

(prezzemolo, basilico)

## Preparazione

Lava e taglia le verdure a pezzi. In una pentola, scalda un filo d'olio e soffriggi la cipolla. Aggiungi le altre verdure e cuoci per qualche minuto. Versa il brodo vegetale, sala, pepa e cuoci fino a quando le verdure saranno tenere. Frulla tutto con un frullatore a immersione fino ad ottenere una crema liscia. Servi la zuppa calda, decorando con un filo d'olio e qualche fogliolina di erbe aromatiche.

Consigli: Zuppa: Per una zuppa più cremosa, puoi aggiungere un cucchiaio di yogurt greco o di ricotta. Puoi anche variare le verdure in base alla stagione.

# FRULLATO ALLA BANANA

**Difficoltà: Molto facile**

**Preparazione: 10 min**

**Serve per: 4 persone**

**Costo: molto basso**

**ingredienti**

**Banane 300 g**

**Ghiaccio 60 g**

**bastoncini di cannella 2 g**

**Latte intero 150 g**

## Preparazione

Per preparare il frappè alla banana, sbucciate le banane e tagliatele a pezzetti, quindi mettete i pezzetti di banana appena tagliati nel frullatore. Aggiungere la cannella, i cubetti di ghiaccio e il latte freddo. Azionare il mixer fino a ottenere un composto denso e cremoso. Versare il composto nei bicchieri e guarnire con bastoncini di cannella. Servi subito il frullato alla banana e gustarlo freddo!

# FRULLATO DI CETRIOLO E YOGURT AL LIME E CURCUMA

Tempo 10 min

ingredienti

2 persone

300 g di yogurt magro

260 gr di yogurt greco

200 g di cetriolo sbucciato

30 g di zenzero fresco

1 limetta

curcuma

fette di cetriolo

sale

## Preparazione

Per la ricetta del frullato di cetriolo e lime e curcuma frullare insieme lo yogurt magro, 200 g di yogurt greco, il cetriolo sbucciato, lo zenzero a fette, 1 cucchiaino di curcuma, il succo e la scorza grattugiata del lime. Dividete lo yogurt rimanente in 2 bicchieri alti, poi riempite con il frullato. Completare con fette di cetriolo.

# ARANCE, PESCE SPADA E SPINACI ALLA SENAPE

**Tempo 25 min**

**ingredienti**

**per 4 persone**

**300 g di pesce spada affumicato a fette**

**3 arance**

**spinaci freschi**

**menta**

**mostarda**

**aceto**

**pepe rosa**

**olio extravergine d'oliva**

## Preparazione

Per la ricetta delle arance, del pesce spada e degli spinaci alla senape, sbucciate le arance (togliete la buccia seguendo il contorno della frutta con un coltellino, in modo da togliere la buccia bianca). Quindi tagliarli a fette di circa 5 mm di spessore. Disponeteli su un vassoio insieme alle fettine di pesce spada affumicato, alle foglie di spinaci e qualche fogliolina di menta. Mescolare 1 cucchiaino di senape con 4 cucchiai di olio e 1 cucchiaio di aceto. Condire l'insalata con questo composto e completare con grani di pepe rosa.

# INSALATA DI PUNTARELLE
# E ALICI FRITTI

Tempo 40 min

ingredienti

per 4 persone

300 g di cicoria

18 acciughe fresche

semola rimacinata di grano duro

limone

Olio di arachidi

olio extravergine d'oliva

sale

pepe

## Preparazione

Per la ricetta dell'insalata di cicoria e acciughe fritte, preparate la cicoria. Puntarelle si trova nel cuore del capoluogo catalano. Per pulirli togliete le foglie esterne (che potete usare nelle zuppe o nelle frittate). Togliere le costine dalla testa, eliminare la base e tagliarle a listarelle sottili, poi metterle in acqua e ghiaccio per 1520 minuti. Pulite le acciughe: privatele della testa, apritele a libro, privatele della lisca, sviscerate le, sciacquate e asciugatele con carta da cucina. Poi infarinate nella semola e friggetele velocemente in un pentolino con olio di arachidi ben caldo. Scolatele su carta da cucina e salatele. Scolate le puntarelle, asciugatele e conditele con il succo di 1/2 limone, 45 cucchiai di olio extravergine di oliva, sale e pepe. Servire Buon appetito.

# HUMMUS» DI CAROTE CON YOGURT E OLIO PICCANTE

Tempo 1h

ingredienti

6 persone porzioni

500 g di carote

200 g di pomodorini

120 g di fagioli cannellini lessati

80 gr di yogurt greco

1 peperoncino fresco

1 limone, aglio

paprika dolce

olio extravergine d'oliva

sale e pepe

## Preparazione

Sbucciare le carote, tagliarle a fettine e lessarle in acqua bollente salata per 40 minuti; scolateli e tenete da parte l'acqua di cottura. Tagliate i pomodorini a metà nel senso della lunghezza, disponeteli su una griglia e infornate a 180°C per 15 minuti; sfornate e conditele con un filo d'olio, un pizzico di sale e una macinata di pepe. Frullare i fagioli cannellini con il succo di 1/2 limone, le carote e un mestolo del loro liquido di cottura. Frullare con un frullatore ad immersione 60 g di olio con il peperoncino privato dei semi e tagliato a fettine, 1/4 di spicchio d'aglio e 1 cucchiaino di paprika dolce. Distribuire l'«hummus» di carota nei piatti, «macchiarlo» con lo yogurt e con gocce di olio al peperoncino, e servire con i pomodorini e, volendo, con crostini, grissini o bastoncini di verdure croccanti.

**BURRO CON SALSA E
CHIPS DI BARBABIETOLA**

Tempo 25 min

ingredienti

per 8 persone

250 g di barbabietole già bollite

250 g di burro morbido salato

25 g di capperi dissalati

8 cetriolini sottaceto

patatine di barbabietola e

carota (in vendita già pronta)

aceto, senape, erba cipollina

cerfoglio, mini baguette

pane bianco

olio extravergine d'oliva

zucchero, sale, pepe

Preparazione

Per la ricetta del burro con salsa e chips di barbabietola, tagliate a fette la barbabietola già lessata e frullata finemente con 15 g di aceto, 20 g di olio, un pizzico di sale e un pizzico di zucchero, pepe, una fetta di pane senza la crosta , 3 cetriolini, 15 g di capperi e 1 cucchiaino di senape. Dividete il burro morbido a pezzetti, raccoglierlo in una ciotola e lavoratelo con un cucchiaio fino a quando non assume una consistenza morbida e cremosa. Distribuirlo su un tagliere, stenderlo con una spatola con movimenti morbidi, e completare con la salsa di barbabietola, 45 cetriolini tagliati a metà nel senso della lunghezza, 1 cucchiaio di capperi, chips di carota e barbabietola, erba cipollina tagliata a spicchi, e un qualche foglia di cerfoglio. Servire con mini baguette.

# FRULLATO DI FRUTTA

**Preparazione: 10 min**

**Serve per: 2 persone**

**Basso costo**

**ingredienti**

**2 pesche**

**2 banane**

**200 g di fragole**

**2 kiwi**

**60 ml di latte intero**

## Preparazione

Per preparare il frullato di frutta iniziate sbucciando il kiwi, poi tagliatelo a cubetti, eliminando la parte bianca centrale. Lavate le pesche, sbucciatele e tagliatele a cubetti. Lavate le fragole, eliminate il picciolo verde e tagliatele a metà, infine sbucciate le banane e tagliatele a fettine. Mettete tutta la frutta nel bicchiere di un frullatore e aggiungete il latte. Frullare fino a ottenere un composto liscio e omogeneo. Servi ora!

# POLPETTINE DI POLLO ALLA CURCUMA

Tempo 40 min

ingredienti

per 4 persone

300 g puliti

petto di pollo

1 limone, 1 uovo

1 albume d'uovo

polvere di curcuma

pane panko

crema fresca

Olio di arachidi

sale e pepe

## Preparazione

Per la ricetta delle polpette di pollo alla curcuma, tagliate il pollo a pezzetti e frullatelo con un pizzico di sale, 1 uovo, 3 cucchiai di panna, 1 cucchiaio di curcuma in polvere, 1 cucchiaio di succo di limone e la scorza di 1/2 limone . Formare con il ricavato circa 30 polpette della grandezza di olive. Passarle nell'albume sbattuto, poi nel panko, e friggetele in olio molto caldo (180°C) per 2 minuti, pochi alla volta. Scolateli su carta da cucina e servite.

# GAMBERI AL MIELE E PAN DI SPEZIE ABBRUSTOLITO

Tempo 30 min

+ 40min di marinata

ingredienti

per 4 persone

250 g di code di gambero pulite

50 g 3 fette di pan pepato

1 scalogno medio

1 lime, zenzero fresco

peperoncino fresco

semi di sesamo bianco

Vino bianco secco

Miele

olio extravergine d'oliva

insalata mista, sale

Preparazione

Preparate la marinata: grattugiate 50 g di zenzero fresco in una ciotola abbastanza capiente. Aggiungere 2 cucchiai di miele, 10 g di semi di sesamo, lo scalogno tagliato a fettine sottili, 1 peperoncino tritato e privato dei semi, un pizzico di sale, il succo di 1/2 lime e 30 g di vino bianco secco. Mescolare bene le code di gambero con la marinata per insaporire uniformemente; coprite la ciotola con la pellicola trasparente e lasciate riposare per 40 minuti a temperatura ambiente. Frullate o sbriciolate il panpepato (se preferite sapori meno dolci potete usare un altro pane;

un'ottima alternativa è il pane di segale, che contrasterà il sapore piccante dolceacido della marinata). Tostare le briciole in una padella calda e asciutta, a fuoco mediobasso, oppure in forno in una teglia ricoperta di carta da forno a 150 °C per 15 minuti. Una volta fredda risulterà croccante. Per ultimo saltare i gamberi nella stessa padella calda con tutta la marinata per 23 minuti. Servire caldo o tiepido cosparso di croccanti briciole di pan pepato e completare con insalata mista condita con un filo d'olio e sale.

# CREMA DI FINOCCHI ALLO ZENZERO E CARCIOFI FRITTI

Tempo 40 min

ingredienti

per 4 persone

500 g di finocchi sbucciati

500 g di brodo vegetale

10 g di zenzero fresco

3 fette di pane fatto in casa

2 carciofi

1 patata grande

1 foglia di alloro, semi misti

Farina di riso

olio extravergine d'oliva

olio di semi, sale

Preparazione

Per la ricetta della zuppa di finocchi allo zenzero e carciofi fritti, sbucciate la patata e tagliatela a tocchetti. Tagliare il finocchio a spicchi sottili. Sbucciate lo zenzero, grattugiato e spremete la polpa per ricavarne il succo. Scaldate un filo d'olio in una padella, profumate con l'alloro e fate rosolare la patata e il finocchio per 1 minuto; unire il brodo vegetale e il succo di zenzero, aggiustare di sale e continuare la cottura per altri 20 minuti. Infine togliete la foglia di alloro e frullate il tutto. Mondate i carciofi e tagliate i cuori a listarelle sottili;

Infarinate e friggetele in abbondante olio di semi ben caldo per circa 4 minuti, poi scolatele su carta da cucina. Tagliare le fette di pane a cubetti, togliere la crosta, ungerle con un filo d'olio e rosolare in forno a 170°C per circa 4 minuti. Distribuire la crema di finocchi nei piatti e completare con i semi misti, i carciofi croccanti e i cubetti di pane rosolato. Condire a piacere con una macinata di pepe e servire.

# HUMMUS DI FAGIOLI AZUKI

**Preparazione: 5 min**

**Dosi per: 4 persone**

ingredienti

250 g di fagioli azuki cotti

1 cucchiaio di tahin

1 cucchiaio di aceto di mele

½ cucchiaino di origano

1 punta d'aglio

1 pizzico di sale

## Preparazione

Versate nel robot da cucina i fagioli azuki, la tahina, l'aceto di mele, l'origano, l'aglio e il sale e iniziate a frullare, aggiungendo anche mezzo bicchiere d'acqua se il composto risultasse troppo asciutto. Frullate il tutto fino ad ottenere una crema perfettamente liscia. Il nostro hummus di fagioli azuki è pronto per essere gustato accompagnato da una fetta di pane, un crostino di polenta o le vostre verdure crude preferite, come carote, sedano e finocchi.

# FRULLATO DI CAROTE E LIME

Dosi per: 4 Persone

5 minuti di preparazione

ingredienti

Carote 4

lime 1

Menta 3 foglie

Zucchero di canna 1 manciata

Preparazione

Tagliate le carote a pezzetti piuttosto piccoli, da mettere in un frullatore. Aggiungere il lime intero privato della buccia e le foglie di menta, quindi una manciata di zucchero di canna Frullato di carote e lime, Azionare il frullatore e frullare fino ad ottenere un succo d'arancia chiaro.

# FRULLATO SUPER ENERGETICO

**Dosi per: 4 Persone**

**5 minuti di preparazione**

**ingredienti**

**Prezzemolo 1 rametto**

**Mele Golden Delicious 1**

**Carote 3**

**Cavolo 3 foglie**

**Preparazione**

**Carote, Tagliare le carote a pezzetti abbastanza piccoli e metterle in un recipiente piuttosto capiente Mela a cubetti, Aggiungere le foglie di verza tritate e la mela tagliata a pezzetti Poi trasferire il tutto nel frullatore, azionare il mixer, e frullare fino ad ottenere un composto piuttosto impasto denso, da servire subito in tavola.**

# FRULLATO DI MELONE E PESCA

**Difficoltà: Facile**

**Dosi per: 4 Persone**

**5 minuti di preparazione**

**ingredienti**

**Melone 1 fetta**

**Pesche gialle 1**

**Limoni 2**

**cucchiai Albicocche 1**

**Carote 3**

## Preparazione

Tagliate le carote a pezzetti piuttosto piccoli e mettetele in una ciotola insieme ai pezzetti di melone Tagliate a pezzetti l'albicocca e la pesca e aggiungetele all'interno del contenitore con due cucchiai di succo di limone, frullatemelonepesca, poi trasferite il tutto in un frullatore e frullate fino ad ottenere un succo profumato e colorato, servite in tavola.

# CHIPS DI CAVOLO NERO CON SEMI DI SESAMO E CAPRINO

Tempo 15 min

ingredienti

per 4 persone

300 g di cavolo nero

250 g di formaggio di capra

1 limone biologico

semi di sesamo tostati

olio extravergine d'oliva

pepe rosa, sale

## Preparazione

Per le chips di cavolo nero con semi di sesamo e formaggio di capra, sbucciare le foglie di cavolo, asciugarle e asciugarle tamponandole. Condirli con un filo d'olio e sale e metterli nel forno a microonde in modalità Frittura per 1 minuto e 30 secondi. Oppure adagiatele tra due fogli di carta da forno a microonde e cuocete a 600 W per 1 minuto e poi alla massima potenza per altri 30 secondi, controllando quando sono croccanti. Cospargere di sesamo. Mescolare il formaggio di capra con un filo d'olio e la scorza di limone grattugiata. Servire le chips cospargendo di semi di sesamo, ciuffetti di formaggio di capra e un po' di pepe rosa macinato grosso. Attenzione, ogni forno a microonde ha potenze diverse. I minuti di cottura vanno quindi calcolati in base alla potenza del vostro apparecchio.

# GALLETTE DI RISO AL SALTO CON I FUNGHI

Tempo 90 min

ingredienti

per 8 persone

300 grammi di riso

300 g polpa di zucca

150 g di taleggio

160 g di porcini puliti

100 g di pleurotus pulito

funghi

80 g di finferli puliti

60 g parmigiano

burro, aglio

timo al limone

olio extravergine d'oliva

sale e pepe

Preparazione

Per la ricetta delle gallette di riso saltate con i funghi, cuocere a vapore la polpa di zucca a tocchetti per circa 20 minuti. Frullare in crema, aggiungendo sale alla fine. Tostare il riso in una casseruola senza grassi, versarvi sopra dell'acqua bollente e cuocere come un risotto. A 5 minuti dalla fine della cottura salare, unire la crema di zucca, completare la cottura, togliere dal fuoco e mantecare con il parmigiano grattugiato, una noce di burro e una macinata di pepe. Stendete il riso ancora caldo su un foglio di carta da forno ad uno spessore di almeno 1 cm, livellando bene, ricavate 1416 dischi di 10 cm di diametro (crackers), e fateli raffreddare completamente;

Potete prepararli anche il giorno prima. Rosolare i biscotti (non più di 3 per volta) con una noce di burro e 4 cucchiai di olio in una padella, facendoli dorare bene da entrambi i lati. Tagliate tutti i funghi a pezzetti e rosolateli in una padella velata d'olio e con 1 spicchio d'aglio con la buccia, leggermente schiacciato, per 45 minuti a fuoco vivace. Distribuire subito i funghi sui biscotti, completare con pezzetti di taleggio (il calore dei funghi lo farà sciogliere), timo limone e servire.

# POLPETTE DI CAVOLFIORE

Tempo 9/5 min

ingredienti

Porzioni per 4 persone

600 g di cavolfiore pulito

250 grammi di patate

70 gr parmigiano

3 uova

briciole di pane

Olio di arachidi

timo, sale, pepe

Preparazione

Per la ricetta delle polpette di cavolfiore, lessate le patate con la buccia, poi sbucciatele e schiacciatele nello schiacciapatate quando sono ancora calde. Cuocete le cimette di cavolfiore in acqua bollente per 1520 minuti, in modo che rimangano leggermente croccanti. Fate raffreddare su carta da cucina. Tritare nel mixer le cimette con le foglioline di 2 rametti di timo e unirle al purè di patate. Aggiungere anche 1 uovo leggermente sbattuto, il parmigiano grattugiato, sale e pepe. Amalgamare il tutto fino ad ottenere un composto omogeneo. Formate delle polpette lavorando il composto con le mani: se risultasse troppo morbido potete aggiungere poco pangrattato raffermo. Passate nelle altre 2 uova sbattute, poi nel pangrattato. Friggerli in olio bollente fino a quando non saranno dorati. In alternativa disponetele su una teglia ricoperta di carta da forno e cuocete a 175°C per circa 15 minuti.

# TORTA DI MARE AI CARCIOFI

Tempo 90 min

ingredienti

per 4 persone

460 g 2 dischi di

pasta sfoglia stesa

500 g vongole

500 gr di cozze

12 gamberi rossi

6 carciofi

1 uovo, limone

vino bianco

olio extravergine d'oliva

prezzemolo, aglio, sale

# Preparazione

Aprite i 2 dischi di pasta sfoglia. Posizionare il primo, con la sua carta, sulla placca del forno. Formate un guscio utilizzando fogli di carta da forno arrotolati e adagiatevi sopra il secondo foglio di pasta frolla. Fissata lungo i bordi al primo disco e ritagliate un'apertura centrale, in modo da creare una specie di vulcano tondeggiante. Dai ritagli ricavate delle palline di pasta sfoglia e decorate il bordo del foro. Spennellate il tutto con l'uovo sbattuto e infornate a 180°C per circa 30 minuti. Sfornare e togliere delicatamente la carta da forno dall'interno. Rimettete la calotta in forno per 23 minuti, se l'interno è ancora un po' umido. Al forno. Pulite i carciofi e tagliateli a spicchi, immergendoli man mano in acqua e limone. Scolateli e cuoceteli in padella con un filo d'olio, 1 spicchio d'aglio, una spruzzata di vino bianco e sale, per circa 15/20 minuti, aggiungendo se necessario un po' d'acqua. Aprite le vongole e le cozze separatamente in due casseruole con un filo d'olio, aglio e prezzemolo: coprite con il coperchio e fate cuocere fino all'apertura dei gusci. Spegnere e sgusciare, tenendo solo pochi molluschi interi, da servire. Sgusciare i gamberi e pulirli dal budello. Friggerli in padella con un filo d'olio insieme alle teste, che daranno più sapore, per 2 minuti. Togliere le teste e aggiungere in padella le vongole sgusciate e le cozze e i carciofi. Mescola tutto. Riempite il guscio di pasta sfoglia con questo ripieno, completando la parte superiore con le vongole e le cozze che avete conservato nel guscio.

# RICETTE
# PRIMI PIATTI

# PURÈ DI ZUCCA E CIPOLLE

**Tempo di preparazione: 15 minuti**

**Tempo di cottura: 30 minuti**

**Porzioni: 4**

**Ingredienti:**

**1 kg di zucca**

**2 cipolle**

**50g di burro**

**200ml di latte**

**Sale, pepe, noce moscata q.b.**

## Preparazione

**Prepara le verdure:** Sbuccia la zucca e tagliala a cubetti. Affetta finemente le cipolle. **Cuoci le verdure:** In una pentola, fai appassire le cipolle nel burro. Aggiungi la zucca e cuoci per circa 20 minuti, o fino a quando sarà tenera. **Frulla il tutto:** Frulla la zucca e le cipolle con un frullatore a immersione o con un mixer fino ad ottenere una crema liscia. **Aggiungi il latte:** Versa il latte caldo e frulla nuovamente. Regola di sale, pepe e noce moscata. **Servi:** Servi il purè caldo, decorando con un filo d'olio e una spolverata di parmigiano (facoltativo).

# RISOTTO DI QUINOA CON SPINACI

Tempo di preparazione: 10 minuti

Tempo di cottura: 20 minuti

Porzioni: 4

Ingredienti:

200g di quinoa

400ml di brodo vegetale

400g di spinaci freschi

1 spicchio d'aglio

Olio extravergine d'oliva

Parmigiano grattugiato q.b.

Sale, pepe q.b.

## Preparazione

**Tosta la quinoa: In una pentola, tosta la quinoa a secco per qualche minuto, fino a quando diventerà leggermente dorata e sprigionerà il suo profumo. Cuoci la quinoa: Aggiungi il brodo vegetale caldo e cuoci a fuoco basso per circa 15 minuti, o fino a quando la quinoa sarà cotta e il liquido sarà assorbito. Prepara gli spinaci: Nel frattempo, lava e taglia gli spinaci. In una padella, fai soffriggere l'aglio in un filo d'olio e aggiungi gli spinaci. Cuoci per pochi minuti, fino a quando saranno appassiti. Unisci il tutto: Unisci gli spinaci al risotto di quinoa, mescola bene e regola di sale e pepe. Servi: Servi il risotto caldo, spolverando con parmigiano grattugiato.**

# CAVATELLI CON CECI, CIME DI RAPA E PATATE

Preparazione: 15 min

Tempo di cottura: 35 min

Serve per: 4 persone

ingredienti

500 g di cavatelli freschi

300 g di cime di rapa

200 g di patate

120 g di ceci cotti

1 scalogno

1 spicchio d'aglio

1 cucchiaino di rosmarino tritato

chili

## Preparazione

Per prima cosa tagliate a pezzetti le cime di rapa e lavatele bene. Sbucciate le patate e tagliatele a cubetti, quindi affettate lo scalogno. In un'ampia padella antiaderente fate rosolare in poco olio lo spicchio d'aglio, il rosmarino e un pizzico di peperoncino, poi aggiungete lo scalogno e le patate e fate cuocere per un paio di minuti. Cuocere le verdure. Versate nella padella anche le cime di rapa, salate leggermente e fate cuocere il tutto con coperchio per 20 minuti o fino a quando le verdure saranno morbide. Aggiungere i ceci alle verdure e continuare la cottura per altri 5 minuti. Condire i cavatelli Nel frattempo lessare i cavatelli in abbondante acqua bollente leggermente salata, scolarli al dente e conservare una tazzina di acqua di cottura. Saltare la pasta insieme alle verdure, aggiungendo un po' di acqua di cottura della pasta per amalgamare bene il tutto,

## PAPPARDELLE CON SUGO DI RADICCHIO, FICHI

Preparazione: 10 min

Cottura: 20 min

Serve per: 4 persone

ingredienti

350 g di pappardelle

1 cespo grande di radicchio

67 fichi grandi e maturi

10 foglie di salvia

3 foglie di alloro

Preparazione

Tritare molto finemente la salvia A parte, tagliare a listarelle il radicchio, sbucciare i fichi e tagliarli a cubetti. In una padella capiente scaldare a unire un filo di olio extravergine di oliva insieme al trito di salvia e alloro e far rosolare per 12 minuti a fuoco lento. soffriggere per 5 minuti a fuoco medioalto fino a doratura. A questo punto aggiungete il radicchio ei fichi e continuate la cottura per altri 5 minuti aggiustando di sale. Saltare la pasta, Lessare le pappardelle in abbondante acqua salata, scolarle al dente, e saltarle nella padella con il sugo per 12 minuti in modo che si insaporiscono, aggiungendo, se necessario, un goccio di acqua di cottura della pasta . Spegnete il fuoco e servite subito mentre la pasta è ben calda.

# FUSILLI INTEGRALI CON EDAMAME PESTO E SEMI DI GIRASOLE

**Preparazione: 10 min**

**Cottura: 20 min**

**Serve per: 4 persone**

**ingredienti**

**360 g di fusilli integrali**

**200 g di edamame**

**40 g di semi di girasole**

**70 g di rucola**

**1 cucchiaio di pesto di basilico**

**2 cucchiai di succo di limone**

**60 g di olive nere, Sale e pepe**

**Olio extravergine d'oliva**

## Preparazione

Iniziate sbollentando gli edamame in acqua bollente leggermente salata per una decina di minuti o finché non si ammorbidiscono. Scolatele e passate sotto l'acqua fredda per evitare che si cuociano. Lessare la pasta. Lessare i fusilli integrali in abbondante acqua leggermente salata e scolarli al dente conservando una tazzina di acqua di cottura. Preparare il pesto In un robot da cucina frullare la rucola con un filo d'olio e qualche cucchiaio di acqua di cottura della pasta fino ad ottenere un composto perfettamente omogeneo, quindi aggiungere gli edamame, i semi di girasole, il pesto di basilico, il succo di limone e un un bel filo d'olio, aggiustare di sale e pepe e frullare il tutto fino a formare un pesto non perfettamente liscio ma piuttosto morbido, diluendolo se necessario con un po' di acqua di cottura della pasta. Condire i fusilli con il pesto di edamame e semi di girasole,

# PENNE ZUCCHINE SPECK E FORMAGGIO

**Difficoltà Facile**

**Costo medio**

**Tempo di preparazione 10 minuti**

**Tempo di cottura 10 minuti**

**2 porzioni**

**ingredienti**

**200 g pennette**

**5 zucchine**

**1 spicchio d'aglio**

**assaggiare il pepe**

**assaggiare il sale**

**da assaggiare l'olio extravergine di oliva**

100 g di formaggio spalmabile

50 gr di mandorle

100 g di formaggio grattugiato

speck 150 g

Preparazione

Penne zucchine speck e formaggio, per preparare questa ricetta partiamo dalle zucchine, laviamole accuratamente, poi le tagliamo a metà e le lessiamo per qualche minuto. Nel frattempo mettete in una padella un filo d'olio e uno spicchio d'aglio. Fate soffriggere, quindi togliete e aggiungete lo speck, lasciate cuocere per qualche minuto e sfumate con il vino. Nel frattempo prendere le altre zucchine e tagliarle a fettine, unirle allo speck, aggiustare di sale e pepe e far cuocere a fuoco vivo.

Prendiamo le zucchine lessate, le mettiamo nel boccale, aggiungiamo il sale, il pepe, il formaggio spalmabile, l'olio extravergine di oliva e le mandorle, e frulliamo il tutto ottenendo così una crema liscia e omogenea, che lasciamo da parte. Cuociamo la pasta. Una volta cotta scolatela, saltatela con lo speck di zucchine, aggiungete la panna, il formaggio grattugiato e lasciate macerare. Serviamo, ed ecco le mie super Penne con zucchine speck e formaggio pronte per essere gustate.

# PENNE CON MAZZANCOLLE E POMODORI

**Difficoltà Facile**

**Costo medio**

**Tempo di preparazione 10 minuti**

**Tempo di cottura 15 minuti**

**2 porzioni**

ingredienti

**200 g pennette**

**300 g di gamberi**

**assaggiare il sale**

**assaggiare il pepe**

**da assaggiare l'olio extravergine di oliva**

300 g di pomodorini

1/2 bicchiere di vino bianco

2 cucchiai di crema di formaggio

foglie di basilico

Preparazione

Penne con gamberi e pomodorini, per questa ricetta iniziamo lavando i pomodorini, pulendo accuratamente i gamberi, e togliendo il carapace e il budello intestinale, che troviamo sia sulla pancia che sul dorso. Prendete una padella, mettete un filo d'olio e lo spicchio d'aglio tritato, fatelo imbiondire, quindi aggiungete i gamberi, fate soffriggere e sfumate con il vino. Nel frattempo prendete i pomodori,

Tagliarli a cubetti e, una volta evaporato il vino, unirli al pesce con le foglie di basilico. Aggiustare di sale e pepe e lasciare cuocere per circa 10 minuti, quindi aggiungere il formaggio spalmabile e farlo sciogliere. Cuociamo la pasta in abbondante acqua salata, la serviamo su un piatto da portata, ed ecco le mie Penne con gamberi e pomodori, pronte per essere gustate.

**TAGLIATELLE CON ZUCCHINE RICOTTA SPECK**

**Difficoltà Facile**

**Costo medio**

**Tempo di preparazione 10 minuti**

**Tempo di cottura 15 minuti**

**4 porzioni**

**ingredienti**

**500 g di tagliatelle di pasta**

**4 zucchine freschissime**

**150 g di speck a dadini**

**1 spicchio d'aglio**

**1/2 bicchiere di vino bianco**

**da assaggiare l'olio extravergine di oliva**

150 g di ricotta

qb Sale qb. pepe

Per la pastella

1 uovo, qb farina 00

assaggiare l'acqua fredda

qb Sale qb. pepe

Preparazione

Tagliatelle con zucchine ricotta speck, per questo primo piatto partiamo dalle zucchine, laviamole accuratamente, ne tagliamo due a cubetti, due a fettine, e prepariamo la pastella. Prepariamo la pastella a occhio, mettiamo l'uovo in una ciotola, aggiungiamo sale e pepe e mescoliamo con una frusta. Aggiungere circa 3 cucchiai di farina, mescolare e diluire con acqua fredda. A questo punto immergiamo le rondelle di zucchine, e quando abbiamo l'olio caldo le friggiamo. Quando saranno ben dorate, adagiatele su carta da forno aggiungendo un po' di sale. In una padella mettete un filo d'olio con uno spicchio d'aglio, fatelo imbiondire, poi toglietelo e aggiungete lo speck, fate soffriggere, sfumare con il vino, e quando sarà evaporato, aggiungete le zucchine, fate cuocere a fuoco vivo, condite con sale e pepe. Nel frattempo impastare la ricotta con un filo d'olio, sale, pepe e un po' d'acqua, se cotta meglio, e mettere da parte. Portare a ebollizione l'acqua salata, aggiungere la pasta e farla bollire. Prendiamo le nostre tagliatelle, le facciamo saltare con le zucchine, aggiungiamo la crema di ricotta, e serviamo con le zucchine fritte.

**RISO INTEGRALE
AL LIMONE
NOCI E PREZZEMOLO**

**Preparazione: 10 min**

**Cottura: 15 min**

**Serve per: 4 persone**

**ingredienti**

**320 g di riso integrale**

**1 limone**

**90 g di noci**

**3 cucchiai di prezzemolo**

**trito fresco**

**1 pizzico di pepe**

**1 pizzico di zafferano**

## Preparazione

Lessare il riso in abbondante acqua salata per 15 minuti o fino a cottura. Nel frattempo tostare le noci in padella o in forno a 180°C per 10 minuti fino a doratura, tritare grossolanamente con un coltello, quindi aggiungere il prezzemolo. Condire il riso. Scolare il riso e condirlo con un filo d'olio, zafferano, peperoncino, noci, prezzemolo e succo di limone e la scorza. Mescolate bene per amalgamare tutti gli ingredienti e servite caldo o freddo.

# SPAGHETTI INTEGRALI
# CON SALSA DI MELANZANE

**Preparazione: 10 min**

**Cottura: 30 min**

**Serve per: 4 persone**

**ingredienti**

**350 g di spaghetti integrali**

**400 g di melanzane**

**600 g di polpa di pomodoro**

**1 cucchiaio di origano**

**78 foglie di basilico fresco**

**1 spicchio d'aglio**

**1 pizzico di pepe**

**Preparazione**

**Per prima cosa scaldate un filo d'olio in un'ampia padella antiaderente con l'aglio, l'origano e il peperoncino**

pepe. Quando l'olio sarà ben caldo, aggiungete le melanzane, precedentemente lavate e tagliate a cubetti, e fatele rosolare a fuoco medioalto per una decina di minuti, insieme ad un pizzico di sale. Completiamo la salsa. Quando saranno dorate e leggermente ammorbidite, aggiungete la polpa di pomodoro e un goccio d'acqua, regolate di sale e fate cuocere per una ventina di minuti con coperchio. Condire la pasta Nel frattempo lessare gli spaghetti e scolarli al dente conservando un bicchiere dell'acqua di cottura della pasta. Saltare nel sugo di melanzane per un paio di minuti, aggiungendo se necessario poca acqua di cottura se il sugo si asciuga troppo. Infine unire il basilico spezzettato e servire subito, completando a piacere con una spolverata di formaggio grattugiato.

# GNOCCHI DI PATATE CON CREMA DI PEPERONI

**Difficoltà Facile**

**Costo economico**

**Tempo di preparazione 10 minuti**

**Tempo di cottura 5 minuti**

**2 porzioni**

**ingredienti**

**500 g di gnocchi freschi**

**1 peperone rosso**

**1 peperone giallo**

**100 g di ricotta**

**150 g di pancetta dolce a dadini**

assaggiare il sale

assaggiare il pepe

1/2 bicchiere di vino bianco

100 g di formaggio grattugiato

Preparazione

Prendiamo i peperoni, li laviamo accuratamente, li puliamo e li tagliamo grossolanamente. Prendiamo una padella, mettiamo un filo d'olio, e uno spicchio d'aglio, e facciamoli cuocere per qualche minuto. Una volta pronte possiamo trasferirle nel bicchiere del mixer, aggiungere sale, pepe, olio extravergine di oliva, ricotta e formaggio, e frullare bene il tutto, otterremo una crema morbidissima, copriamo e mettiamo da parte. Nella stessa padella,

mettete un filo d'olio e uno spicchio d'aglio, e
una volta imbiondita toglietela e aggiungete
la pancetta, fatela rosolare poi sfumate con il
vino, e quando sarà croccante toglietela dal
fuoco, una parte adagiatele carta assorbente.
Cuocete gli gnocchi, basteranno 2 minuti,
scolateli e saltarli nella pancetta, aggiungete
la crema di peperoni e lasciate in infusione,
ecco i nostri gnocchi, prontissimi da servire.

# MINESTRONE D'INVERNO
# CON PALLINE DI PASSATELLI

Tempo 50 minuti

ingredienti

6 persone porzioni

400 g di patate

250 g di cavoletti di Bruxelles

200 g di carote

120 g parmigiano grattugiato

120 gr di pangrattato

60 g di cavolo riccio

60 g di barbabietole colorate

3 uova, 1 porro, limone, noce moscata

olio extravergine d'oliva

brodo vegetale, sale

## Preparazione

Impastare le uova con il parmigiano grattugiato, il pangrattato, un pizzico di noce moscata, il sale e la scorza di limone grattugiata. Raccogliete questo impasto in un panetto e lasciatelo riposare per 1 ora avvolto nella pellicola, poi formate delle palline. Mondate il porro, e tagliatelo a fettine; sbucciare le carote e tagliarle a pezzetti, pulire i germogli e tagliarli a metà, sbucciare le patate e tagliarle a cubetti; pulite e tritate, il cavolo e la bietola. Lavate tutte le verdure. Rosolare il porro in una casseruola con qualche cucchiaio di olio per 2 minuti, quindi aggiungere le carote ei germogli e, dopo 1 minuto, le patate e 1,5 litri di brodo. Cuocere per 2025 minuti, quindi aggiungere il crescione, il cavolo e la bietola e cuocere per altri 10 minuti. Infine aggiungete le palline, fatele bollire per 2 minuti e servite.

# PARMIGIANA DI CARCIOFI

Tempo 1h 10 min

ingredienti

8 persone

500 g di passata di pomodoro

50 g parmigiano grattugiato

8 carciofi

2 uova, limone

1 cipolla dorata

farina, basilico

olio extravergine d'oliva

olio di arachidi, sale

Preparazione

Per la ricetta della parmigiana di carciofi, pulite i carciofi e tagliateli a fette spesse circa 3 mm; immergetevi poco alla volta in una bacinella d'acqua acidulata con il succo di 1/2 limone. Tritare la cipolla e farla imbiondire in una padella con un filo di olio extravergine di oliva; unire la passata di pomodoro e cuocere per 1015 minuti; insaporite con qualche foglia di basilico e un pizzico di sale. il parmigiano grattugiato. Scolate i carciofi, asciugateli, infarinati e passateli nelle uova sbattute; friggetele in olio di arachidi molto caldo (170 °C) per 34 minuti; asciugare i carciofi su carta da cucina e salare un po'. Disporre gli ingredienti a strati in una teglia per lasagne: prima la salsa di pomodoro, poi i carciofi e 1 cucchiaio di parmigiano grattugiato. Ripetete l'operazione fino ad esaurimento degli ingredienti. Infornare a 180°C per 2025 minuti.

**PASTA FREDDA ALLE OLIVE, MELANZANE GRIGLIATE E PESTO DI MANDORLE**

Preparazione: 15 min

Cottura: 15 min

Serve per: 4 persone

ingredienti

320 g di pasta corta

1 melanzana

90 g di olive

40 g di mandorle

30 g di basilico fresco

Olio extravergine d'oliva

Origano, ½ spicchio d'aglio

Preparazione

Lessate la pasta in abbondante acqua salata per il tempo indicato sulla confezione, scolatela e passatela sotto l'acqua fredda per farla raffreddare e fermare la cottura. Lavate e affettate le melanzane, quindi mescolate in una ciotola l'olio extravergine di oliva con il sale e l'origano. Spennellate le melanzane con il condimento e grigliate per qualche minuto per lato su una griglia, quindi mettetele da parte; una volta fredde tagliatele a filetti. Prepariamo il pesto di mandorle. Tagliare le olive a rondelle, quindi tostare le mandorle per qualche minuto in una padella antiaderente, fino a quando non saranno leggermente dorate. A questo punto frullate le mandorle con il basilico, un filo d'olio e l'aglio fino ad ottenere un pesto completamente omogeneo. Condire la pasta con il pesto di mandorle, le olive a rondelle e le melanzane e, volendo, decorare ogni piatto con qualche granella di mandorle.

# ORECCHIETTE CON CREMA DI FAVE E CICORIA SALTATA

Preparazione: 20 min

Cottura: 20 min

Serve per: 4 persone

ingredienti

320 g di orecchiette

400 g di fave appena sgusciate

400 g di cicoria

1 spicchio d'aglio

1 pizzico di pepe, ½ limone

Preparazione

Per prima cosa pulite bene la cicoria, tagliatela a pezzi grossi e sbollentate per 5 minuti in acqua bollente leggermente salata. Una volta cotto, scolate il radicchio e saltarlo in padella con uno spicchio d'aglio e un pizzico di peperoncino per qualche minuto per insaporirlo. Prepariamo la crema di fave. Lessare le fave sgusciate per 5 minuti, scolarle e trasferirle nel bicchiere alto del frullatore a immersione. Condire con sale, pepe, un filo d'olio e il succo di mezzo limone e iniziare a frullare con il frullatore ad immersione, aggiungendo acqua quanto basta per ottenere una crema liscia e morbida. Condire le orecchiette. Lessate le orecchiette in acqua bollente leggermente salata, scolatele al dente tenendo da parte un bicchiere di acqua di cottura, e conditele nella crema di fave e cicoria, aggiungendo un goccio di acqua di cottura se il sugo dovesse asciugarsi troppo. Impiattate le orecchiette, completate ogni porzione con un filo d'olio a crudo e servite ben calde.

# TAGLIOLINI AL LIMONE CON BASILICO E ZAFFERANO

Preparazione: 5 min

Tempo di cottura: 7 min

Per 4 persone

ingredienti

500 g di tagliolini freschi

350 ml di crema di riso

2 limoni

1 bustina e mezza di zafferano

1 mazzetto di basilico

## Preparazione

Preparare il sugo, far bollire abbondante acqua salata, unire i tagliolini e farli cuocere al dente. Nel frattempo, in una pentola capiente, scaldate la crema di riso con lo zafferano e un pizzico di sale, poi lavate, asciugate e tagliate a listarelle il basilico. Lavate e grattugiate anche la scorza di entrambi i limoni, ed estraete il succo solo da uno dei due. Sugo per la pasta Scolare la pasta, tenendo da parte un bicchiere dell'acqua di cottura. Passate le tagliatelle nella crema allo zafferano e aggiungete la scorza e il succo di limone, il basilico e un po' di acqua di cottura fino ad ottenere una salsa omogenea. Servire subito ben caldo.

# ZUPPA DI FAGIOLI CANNELLINI

Preparazione: 10 min

Cottura: 25 min

Serve per: 4 persone

ingredienti

500 g di cannellini

fagioli già cotti

2 carote, 1 cipolla

3 foglie di alloro

1 rametto di rosmarino

200 g di latte di soia non zuccherato

1 pizzico di pepe

1 spicchio d'aglio

Brodo vegetale

## Preparazione

Tritare finemente la cipolla, quindi lavare le carote, sbucciarle con un pelapatate e tagliarle a cubetti piuttosto piccoli. In una padella antiaderente fate soffriggere lo spicchio d'aglio intero con un filo d'olio, aggiungete l'alloro e il rosmarino, e dopo circa un minuto anche la cipolla e le carote, quindi condite con un pizzico di sale e fate soffriggere per 10 minuti, finché le verdure sono morbidi. Completiamo la zuppa, aggiungiamo anche i fagioli e lasciamo insaporire per 2 minuti, poi aggiungiamo il latte di soia e acqua calda o brodo fino a ricoprire il tutto. Cuocete per 10 minuti, poi condite con un pizzico di peperoncino e servite caldo o tiepido.

# ZUPPA DI RISO E LENTICCHIE

Preparazione: 10 min

Tempo di cottura: 45 min

Serve per: 4 persone

ingredienti

200 g di riso integrale

240 g di verdure saltate

(sedano, carote, cipolle)

130 g di lenticchie

3 foglie di alloro

qualche foglia di salvia

2 rametti di rosmarino

2 cucchiai di salsa di soia

(senza glutine se necessario)

1 pezzo di zenzero fresco

brodo vegetale

Preparazione

In una pentola capiente scaldare un fondo di olio con le foglie di alloro, la salvia e il rosmarino tritato. Unite le verdure tagliate a dadini e fate insaporire per qualche minuto. Aggiungere il riso integrale e le lenticchie, entrambi precedentemente sciacquati sotto l'acqua corrente, coprire con abbondante brodo vegetale caldo, portare ad ebollizione e cuocere per circa 4045 minuti. Completiamo la zuppa. Una volta cotte sia le lenticchie che il riso, salate e condite con salsa di soia, e due cucchiai di succo di zenzero (che potete ottenere grattugiando un pezzetto di zenzero fresco e strizzando la polpa con le mani). A questo punto la vostra zuppa è pronta per essere servita ben calda.

## RISO AL COCCO CON CURRY DI CECI

Tempo 40 min

ingredienti

4 persone

600 g di latte di cocco

450 g di ceci lessati

200 g di riso al gelsomino

40 g di cocco grattugiato

2 bastoncini di cannella

1 cipolla bianca, lime

peperoncino fresco

scaglie di peperoncino

curry, prezzemolo

olio extravergine d'oliva

sale fino e grosso

Preparazione

Per la ricetta del riso al cocco con curry di
ceci, portate a bollore 300 g di acqua con 200
g di latte di cocco e ½ cucchiaino di sale
grosso (attenzione: quando il latte di cocco
bolle si gonfia molto). Unite il riso e cuocetelo
secondo i tempi indicati sulla confezione
(1213 minuti) a pentola coperta, senza mai
scoprirlo. Affettate la cipolla e fatela
soffriggere in una casseruola con un paio di
cucchiai d'olio, le stecche di cannella
(schiacciatele leggermente senza romperle),
45 fette di peperoncino fresco e un pizzico di
sale per un paio di minuti, finché è
leggermente appassito. Aggiungere i ceci,

lasciare insaporire per 1 minuto, quindi
aggiungere i primi 2 cucchiaini di curry e,
dopo 1 minuto, 400 g di latte di cocco;
continuare la cottura per 20 minuti, a fuoco
basso. Reidratare il cocco grattugiato in 200
g di acqua per qualche minuto; strizzarlo
bene e conditelo con il succo di lime, un
pizzico di sale e un pizzico di scaglie di
peperoncino; impastare il composto con le
mani, pizzicando un po' con le dita.
Distribuire il riso nei piatti, condire con il
curry di ceci, completare con il cocco
grattugiato, il prezzemolo tritato e servire.

# ZUPPA DI FINOCCHI E VERZA

# CON SPECK

Tempo 50 min

ingredienti

4 persone

460 g di finocchi puliti

400 g di cavolo cappuccio pulito

200 g di patate, 1 porro

60 g di pane casereccio integrale

40 g di speck, 40 g di burro

olio extravergine d'oliva

sale e pepe

Preparazione

Per la ricetta della zuppa di finocchi e verze con lo speck, tenete da parte qualche foglia di verza, scegliendo quella più tenera, e qualche fettina di porro; tritare il resto del porro. Tritare tutto il resto delle verdure e raccoglierle in una ciotola. Rosolare il porro tritato in una casseruola con un filo d'olio per 2 minuti; aggiungete le verdure tritate, fatele cuocere, poi aggiungete 1 litro d'acqua e un pizzico di sale. Cuocere per circa 25 minuti a fuoco mediobasso, quindi frullare la zuppa e mantecare con il burro, aggiustando di sale e pepe. Rosolare in una padella con un filo d'olio le foglie di verza e le fettine di porro messe da parte, facendole rosolare per un paio di minuti. Tagliate il pane a cubetti e tostarlo in padella con una noce di burro per un paio di minuti. Servire la zuppa con i cubetti di pane abbrustolito e le verdure saltate, completando con lo speck tagliato a striscioline.

**ZUPPA PAVESE**

Tempo 25 min

ingredienti

4 persone

500 g di brodo di pollo

400 g di pane raffermo

300 g parmigiano grattugiato

8 uova

Maggiorana

saggio

timo

sale

## Preparazione

Per la ricetta della minestra alla pavese, portare a bollore il brodo, unire il pane spezzettato, il parmigiano, 4 uova intere e le erbe aromatiche tritate finemente; amalgamare il tutto con una frusta a mano. Condire con sale. Distribuire la zuppa nei piatti e completare ognuno con 1 tuorlo d'uovo, foglie di erbe aromatiche, parmigiano e, a piacere, una macinata di pepe.

**PASTA, FAGIOLI,**

**E COZZE**

**Tempo 60 minuti**

**ingredienti**

**4 persone**

**1 kg di cozze**

**400 g di fagioli cannellini lessati**

**320 g pasta corta mista**

**2 spicchi d'aglio**

**1 mazzetto di prezzemolo fresco**

**concentrato di pomodoro**

**olio extravergine d'oliva**

**sale e pepe**

## Preparazione

Per la ricetta della pasta, fagioli e cozze, fate soffriggere in una padella 1 spicchio d'aglio con un paio di cucchiai d'olio; unire 1 cucchiaino di concentrato di pomodoro, lasciare in infusione, poi unire i fagioli con la loro acqua di cottura, aggiustare di sale e cuocere per circa 40 minuti. Frullare metà dei fagioli. Soffriggere 1 spicchio d'aglio in una casseruola con 2 cucchiai d'olio; unire le cozze e qualche gambo di prezzemolo; chiudete con un coperchio e fate aprire i gusci. Sgusciare le cozze, tenendo da parte qualcuna con il guscio; filtrare la loro acqua di cottura e unirla ai fagioli frullati, aggiungere 1 bicchiere d'acqua e cuocere la pasta secondo i tempi indicati sulla confezione, aggiustando di sale e pepe. Aggiungere le cozze ei fagioli interi, quindi distribuirli nei piatti, completare con il prezzemolo tritato, le cozze con il guscio e un filo d'olio.

# TIMBALLO DEL CARDINALE

Tempo 1h 30min

ingredienti

10 persone

2,5 kg di pomodori tondi

800 g di salsa di pomodoro

700 grammi di mozzarella

500 g rigatoni

300 g di pangrattato

250 g parmigiano grattugiato

basilico, origano

prezzemolo

olio extravergine d'oliva

sale e pepe

## Preparazione

Per la ricetta del timballo del Cardinale, tagliate orizzontalmente i pomodori, privateli dei semi e disponeteli su una teglia da forno ricoperta di carta da forno. Frullate il pangrattato, il basilico, abbondante origano e prezzemolo, un bicchiere d'olio, sale e pepe. Riscaldare il forno a 180°C. Farcire la metà dei pomodori con il composto, e cuocerli in forno finché non saranno asciutti, anche leggermente bruciati. Lasciate raffreddare. Nel frattempo mescolate il parmigiano grattugiato con la mozzarella a cubetti. Far addensare lentamente la salsa di pomodoro insaporita con sale, pepe e basilico. Rivestite una teglia di circa 30 cm di diametro con carta da forno e ungerla bene.

Iniziate a disporre i pomodori a raggiera partendo dal centro con la buccia verso il basso. Posizionatevi, come una cornice, anche sui bordi, comprimendoli in modo che non si stacchino. Cuocete i rigatoni per 3 minuti in acqua bollente, scolateli, versateli nella pentola con la salsa di pomodoro bollente, mescolate, cuoceteli per altri 3 minuti, aggiungete il parmigiano e la mozzarella e versate il tutto sui pomodori in padella, strizzando con le mani per non restare vuote. Mettere in forno già a 180 °C per 45 minuti. Sfornate e lasciate riposare per una decina di minuti. Sformare il timballo sul piatto da portata. È buonissimo anche freddo.

# REGINETTE IN SALSA DI MONTEBORE AI TRE PEPI

Tempo 35 min

ingredienti

4 persone

500 g di latte

350 g di pasta lunga tipo reginette

100 g di formaggio montebore

farina, burro

grani di pepe nero, rosa e verde

sale

Preparazione

Per la ricetta delle reginette in salsa montebore ai tre pepi, macinare grossolanamente 1 cucchiaino di ogni granello di pepe (potete farlo nel mortaio o con il mattarello, tra due fogli di carta da forno). Rimuovere la crosta dal montebore e tagliarlo a pezzetti. Sciogliere 35 g di burro in una casseruola, mescolandolo con 35 g di farina; aggiungere un pizzico di sale e il latte, a filo; dal lievitare del bollore cuocere la besciamella per 34 minuti mescolando continuamente. Quando inizia a "tirare", aggiungere il montebore mescolando a fuoco basso. Togliete la salsa dal fuoco non appena il formaggio si sarà sciolto. Lessare le regine al dente, scolarle e farle saltare nel sugo, scaldare dolcemente in padella. Distribuire la pasta nei piatti, completare con i tre peperoni tagliati a pezzetti e servire subito.

## LINGUINE CON PESTO DI RUCOLA

Tempo 30 min

ingredienti

4 persone

400 g di pasta lunga tipo linguine

160 g di rucola pulita

140 g di stracciatella di burrata

40 g di pinoli

60 g parmigiano grattugiato

56 pomodori secchi sott'olio

olio extravergine d'oliva

sale e pepe

## Preparazione

Raccogliete nel bicchiere del frullatore la rucola, il parmigiano, i pinoli, il sale, il pepe e 23 cucchiai di olio per la ricetta delle linguine al pesto di rucola. Unire i legumi fino ad ottenere un pesto omogeneo. Tritare i pomodori secchi. Lessate le linguine in acqua bollente salata, scolatele al dente e conditele con il pesto aggiungendo, se necessario, un cucchiaio di acqua di cottura fino ad ottenere una crema cremosa. Disporre le linguine nei piatti, completare con i pomodori secchi tritati e servire subito.

# ZUPPA DI FAGIOLI
# E CASTAGNE

Tempo 40 minuti

ingredienti

4 persone

250 g di fagioli borlotti

250 g di castagne lessate

100 g 1 fetta di pancetta tesa

Pepe in polvere

pane fatto in casa

olio extravergine d'oliva

sale, aglio

Preparazione

Per la ricetta della zuppa di fagioli e castagne, lessate i fagioli per circa un'ora e 20 minuti, spegnete il fuoco e aggiustate di sale. Lasciateli riposare per 5 minuti. Rosolare 1 spicchio d'aglio intero sbucciato in una padella con un filo d'olio extravergine d'oliva. Aggiungere la pancetta a dadini con un po' di pepe in polvere e far rosolare per 3 minuti. Aggiungere le castagne lessate alla casseruola di fagioli, scaldare e cuocere insieme per 10 minuti, quindi aggiungere la pancetta rosolata. Servite la zuppa accompagnandola con dei crostini tostati. Potete guarnire, se vi piace, con erbe aromatiche come salvia o alloro.

# MEZZE MANICHE CON SUGO BIANCO E NOCI

Tempo 17 min

ingredienti

4 persone

Tipo di pasta corta da 320 g

maniche corte

80 g di latte

80 g di gherigli di noci più qualcuno

3 filetti di acciughe sott'olio

1 pera, aglio

burro, sale, pepe

olio extravergine d'oliva

## Preparazione

**Per la ricetta delle mezze maniche con besciamella e noci, fate bollire l'acqua per la pasta. Nel frattempo preparate la salsa: frullate con un frullatore ad immersione 60 g di noci con il latte, le acciughe, 30 g di olio e uno spicchio d'aglio. Salare l'acqua e buttare la pasta. Mentre cuoce, pulite la pera senza sbucciarla e tagliatela a tocchetti. Fateli rosolare in padella con una noce di burro per 3 minuti. Diluire il sugo con un mestolo di acqua di cottura della pasta. Scolate la pasta, saltatela nella padella con le pere, aggiungendo il sugo. Completare con il pepe e i restanti gherigli.**

# SPAGHETTI ROSSI CON AGLIO, OLIO E PEPERONCINO

**Tempo 50 min**

ingredienti

4 persone

800 g di barbabietole

350 grammi di spaghetti

1 spicchio d'aglio

1 peperoncino fresco

yogurt intero

erba cipollina, prezzemolo

olio extravergine d'oliva

sale grosso e fino

pepe

Preparazione

Per la ricetta degli spaghetti rossi aglio, olio e peperoncino, sbucciare le barbabietole ed estrarne il succo con l'estrattore (in alternativa frullare la polpa di barbabietola con 1,5 litri di acqua e poi filtrare il succo). Asciugare gli scarti di estrazione nel microonde, stendendo bene su un piatto. Ci vorranno almeno 8 minuti. Controllare ogni 12 minuti per evitare che la polvere brucia. Rosolare 1 spicchio d'aglio affettato e 1 peperoncino fresco tagliato a fettine in una padella in 34 cucchiai d'olio per un paio di minuti.

Aggiungete gli spaghetti, un pizzico di sale grosso e fate tostare brevemente la pasta come un risotto. Iniziate a versare acqua calda, poi aggiungete un po' di succo di barbabietola e continuate alternando i due liquidi fino a quando gli spaghetti saranno cotti. Condire 4 cucchiai di yogurt con sale, olio e l'erba cipollina tagliata a spicchi. Distribuire gli spaghetti nei piatti e completare con la salsa allo yogurt, le fettine di aglio, le foglie di prezzemolo e il pepe.

**RISOTTO AFFUMICATO
CON LE CASTAGNE**

**Tempo 50 minuti**

**ingredienti**

**4 persone**

**1 kg di castagne fresche**

**250 gr di riso Carnaroli**

**250 g di burro**

**Grana Padano Dop**

**caffè macinato**

**conchiglie, ricci di mare e foglie**

**di castagne**

**limone, sale**

## Preparazione

Per la ricetta del risotto affumicato con le castagne, togliete la buccia alle castagne e lessatele per 10 minuti (ancora un po' a vapore); infine sbucciatele, conservando i gusci per l'affumicatura del burro. Dovrete ottenere 200 g di castagne lessate pulite. Affumica il burro: metti una generosa manciata di conchiglie e ricci di mare in una casseruola capiente, accendi il fuoco e poi spegnilo per creare fumo. Sovrapponete un colino, foderato con carta da forno, e distribuite 120 g di burro a cubetti: il burro deve essere molto freddo o congelato in modo che non si sciolga, e che i cubetti non siano troppo grossi;

chiudete il coperchio e lasciate affumicare per una decina di minuti; il grasso del burro assorbirà le molecole aromatiche dal fumo. Tostare a secco il riso con 1 cucchiaino di sale; dopo 1 minuto iniziate a cuocerlo bagnandolo con acqua bollente; quando è ancora al dente unire le castagne, 4 cucchiai di parmigiano grattugiato e 125 g di burro affumicato, aggiungendo poco alla volta altra acqua bollente per aggiustare la consistenza, che deve risultare morbida; infine unire 23 cucchiai di succo di limone. Servire il risotto appena pronto, completando con una leggera spolverata di caffè e castagne lessate grattugiate.

# SPAGHETTONI ANACARDI E PEPE

Tempo 35 min

ingredienti

4 persone

380 grammi di spaghetti

70 g di anacardi naturali

70 g di lievito alimentare in scaglie

miso

grani di pepe nero

olio extravergine d'oliva

sale

## Preparazione

Per la ricetta degli spaghetti anacardi e pepe, mettete gli anacardi in un frullatore molto potente con il lievito in scaglie, 2 cucchiai di miso e 2 cucchiai di acqua. Tostare 1 cucchiaio di grani di pepe in un padellino, poi pestarli nel mortaio o con un batticarne, tra due fogli di carta da forno. Lessare gli spaghetti in acqua bollente salata; scolateli 2 minuti prima della fine, direttamente in padella con la crema di anacardi; finite di cuocerli con un po' della loro acqua di cottura. Serviteli con una macinata di pepe e un filo d'olio.

# RISOTTO DI CAVOLO ROSSO E FONDUTA DI PARMIGIANO

Tempo 90 min

ingredienti

4 persone

800 g 1 cavolo rosso

320 grammi di riso

90 g parmigiano grattugiato

50 g di noci sgusciate

30 g di burro, 30 g di latte

3 gambi di sedano

3 cipolle, 2 carote

1 scalogno, sale

Vino bianco secco

olio extravergine d'oliva

## Preparazione

Per la ricetta del risotto al cavolo rosso e fonduta di parmigiano, preparate il brodo vegetale: raccogliete il sedano, le carote e 2 cipolle in una casseruola con 2 litri d'acqua, salate leggermente e fate cuocere per almeno 1 ora. Infine filtrato nuovamente nella casseruola. Tostare velocemente le noci sgusciate; appena saranno leggermente dorate, toglietele e mettetele da parte. Mondate la verza, tagliate le foglie a striscioline e fatele stufare in una casseruola con 1 cipolla piccola tritata, sale e brodo, da aggiungere man mano che si asciuga; quando il cavolo sarà tenero, frullate e poi filtrarlo con un colino a maglie fitte fino ad ottenere una crema omogenea. Tritate lo scalogno e fatelo appassire in una casseruola in un filo d'olio, poi aggiungete il riso e fatelo tostare finché non fa molto caldo; quindi sfumare con il vino bianco. Procedere poi bagnandolo a poco a poco con poco brodo bollente; a metà cottura mescolate con qualche cucchiaio di crema di cavolo e terminate la cottura. Nel frattempo versate il latte in un pentolino, portatelo quasi a bollore, spegnete il fuoco, aggiungete 60 g di parmigiano grattugiato, e mescolate con cura per amalgamare bene gli ingredienti; tenere questa salsa calda a bagnomaria dolce. Mantecate il risotto con il burro e il resto del parmigiano; copritela con il coperchio e lasciatela riposare per qualche minuto. Infine distribuite su un piatto da portata o su piatti individuali e completatela con la fonduta di parmigiano e le noci tostate sbriciolate.

# RISOTTO CIME DI RAPA E LIMONE

Tempo 50 minuti

ingredienti

4 persone porzioni

360 gr di riso Carnaroli

250 g di cime di rapa

80 g di burro, aglio

80 g parmigiano

20 g miele d'acacia, 1 peperoncino

12 foglie intere di cime di rapa

limone non trattato

brodo vegetale,

olio extravergine d'oliva

sale e pepe

## Preparazione

Per la ricetta del risotto con cime di rapa e limone, raccogliere in una casseruola 200 g di succo di limone e farlo ridurre di un terzo. Aggiungere il miele e farlo sciogliere. Lasciare raffreddare, quindi aggiungere 150 g di olio extravergine di oliva e montare con un mixer ad immersione, ottenendo una salsa. Sbollentate le foglie intere di cime di rapa, poi scolatele, asciugatele e disponetele su un piatto coperto con pellicola trasparente e unto d'olio. Coprite con un'altra pellicola, bucherellata e mettete nel microonde finché le foglie non saranno croccanti. Mondate le cime di rapa e scottarle in acqua bollente salata, raffreddarle in acqua e ghiaccio, quindi scolatele e strizzate leggermente. Fateli rosolare in padella con un filo d'olio, 1 spicchio d'aglio e 1 peperoncino, per 12 minuti. Scolateli dall'olio in eccesso, eliminate l'aglio e il peperoncino e frullateli aggiungendo del brodo vegetale fino ad ottenere una crema. Tostare il riso in una casseruola con un pizzico di sale, frullare e portarlo a bollore, aggiungendo poco alla volta il brodo vegetale (circa 1,5 litri). A 1 minuto dalla fine della cottura unire la crema di cime di rapa e mescolare. Mantecate il risotto con il burro, un filo d'olio, il parmigiano, sale e pepe. Servitela completando con la salsa al limone e guarnendo con le foglie croccanti e la scorza di limone grattugiata.

# ORECCHIETTE, CIME DI RAPA E ZENZERO

Tempo 25 min

ingredienti

4 persone

500 g di orecchiette fresche

320 g di cime di rapa pulite

aglio

zenzero fresco

olio extravergine d'oliva

sale

pepe

## Preparazione

Per la ricetta delle orecchiette, cime di rapa e zenzero, sbollentate le cime di rapa in acqua bollente salata per 30 secondi e scolatele con una schiumarola. Lessare le orecchiette nella stessa acqua delle cime di rapa. Tritate le cime e fatele rosolare in padella con 3 cucchiai di olio, 1 spicchio d'aglio e 1 cucchiaino di zenzero grattugiato. Quando iniziano a sfrigolare bagnatele con 1 mestolo di acqua di cottura della pasta. Scolare le orecchiette e condirle direttamente nella padella con le cime, completando con una macinata di pepe.

# SPAGHETTI AL SUGO DI BACCALÀ

Tempo 60 min

ingredienti

4 persone porzioni

400 g di pomodori pelati

350 grammi di spaghetti

350 g di merluzzo ammollato e dissalato

4 peperoni cruschi

3 scalogni, 1 uovo

piccoli capperi sotto sale

semola rimacinata di grano duro

olio extravergine d'oliva

vino bianco, sale

## Preparazione

Per la ricetta degli spaghetti al sugo di baccalà, affettate finemente lo scalogno e fatelo stufare dolcemente in padella con un filo d'olio; poi sfumare con 1/2 bicchiere di vino, poi unire i pomodori tagliati grossolanamente e far cuocere il sugo a fuoco basso per 30 minuti. Tagliate il cavolo a fettine di 45 cm. Passate nell'uovo sbattuto, poi nella semola di grano duro, e friggetele in abbondante olio. Aggiungere il baccalà ei capperi al sugo e cuocere per altri 30 minuti. Lessare gli spaghetti in abbondante acqua salata. Scolatele al dente, con l'apposito mestolo, direttamente nella casseruola e terminate la cottura, bagnando, se necessario, con un goccio dell'acqua di cottura. Friggere i peperoni cerebrali per 30 secondi in abbondante olio bollente. Scolateli, sbriciolati sulla pasta e servite.

# PORRIDGE AUTUNNALE

Tempo 80 min

ingredienti

4 persone

200 g di funghi porcini freschi

150 g di lenticchie lessate

100 g di fiocchi d'avena integrali

aglio, rosmarino, salvia

foglia di alloro secca

salsa di soia

verdure per il brodo

barbe di finocchio

olio extravergine d'oliva

Pepe bianco

grani di pepe nero

Preparazione

Per la ricetta del porridge autunnale, pulite i funghi porcini e tagliateli a tocchetti. Conservate le parti di gambo scartate, pulite la terra, e raccogliete in una casseruola con 12 litri di acqua, brodo vegetale, secondo i vostri resti di cipolla, e 1 gambo di sedano. Profumato con foglie di salvia, 1 rametto di rosmarino, alloro secco e pepe nero in grani. Cuocere a fuoco lento per 1 ora, quindi filtrare. Rosolare i funghi porcini in una padella con un filo d'olio, 1 spicchio d'aglio con la buccia e 1 rametto di rosmarino, facendoli rosolare per 3 minuti. Aggiungere una spruzzata di salsa di soia e una macinata di pepe bianco. Tostare i fiocchi d'avena in una casseruola, asciutti, finché non sono ben caldi:

toccandoli dovrà bruciare, e ci vorranno 23 minuti. Versare il brodo fino a ricoprire abbondantemente l'avena e farla cuocere per circa 1015 minuti, come un risotto, cioè aggiungere il brodo poco alla volta man mano che viene assorbito. Unite anche le lenticchie e metà dei funghi rosolati per 2 minuti prima di spegnere, poi mantecate con 23 cucchiai di olio e fate riposare. Servite il porridge completo dei restanti funghi arrostiti, e ciuffetti di barba di finocchio.

## SPAGHETTI CON PORCINI E PECORINO

**Tempo 25 min**

**ingredienti**

**4 porzioni**

**350 grammi di spaghetti**

**100 g di pecorino**

**4 cappucci ai funghi porcini**

**olio extravergine d'oliva**

**sale**

**pepe in grani**

**Preparazione**

Per la ricetta degli spaghetti al pecorino, scaldate l'acqua in una pentola capiente e, quando bolle, salatela e tuffatevi gli spaghetti. Nel frattempo pulite il

cappelle di funghi porcini e tagliarle a fette.
In una padella tostare a secco del pepe
macinato, unire un filo d'olio, i funghi
porcini e farli saltare per 2 minuti; quindi
bagnare con 1 mestolo di acqua di cottura
della pasta e cuocere per un altro 1 minuto.
Raccogliete il pecorino in una ciotola e
mescolarlo con 1 mestolo di acqua della
pasta per creare una salsa. Scolate gli
spaghetti al dente direttamente nella padella
con i funghi e aggiungete ancora un po'
d'acqua per completare la cottura. Togliete
dal fuoco, aggiungete la salsa di pecorino,
mescolate bene e servite.

# ZUPPA VALPELLINESE

Tempo 60 minuti

ingredienti

4 persone porzioni

600 grammi di cavolo

400 g di brodo di carne

400 g di pane di segale

300 g Fontina

150 grammi di burro

100 grammi di pancetta

1 uovo, sale,

e pepe

## Preparazione

Per la ricetta della Zuppa alla Valpellinese, frullare il pane con la fontina con il robot da cucina. Aggiungete anche l'uovo, il sale e il pepe e mescolate fino ad ottenere un composto omogeneo. Formate con queste palline, grandi come olive. Pulite la verza e tagliatela a striscioline, tenendo da parte 2 foglie intere per la decorazione. Sciogliere 100 g di burro in una casseruola insieme allo strutto. Quando saranno sciolti, aggiungete le striscioline di verza e fatele insaporire mescolando; chiudete con il coperchio e lasciate cuocere per circa 56 minuti. Poi bagnateli con il brodo e fate cuocere per altri 20 minuti.

Nel frattempo far rosolare in padella con 50 g di burro il pane e le palline di formaggio per circa 56 minuti. Aggiungili alla casseruola del cavolo e cuoci tutto insieme per altri 10/12 minuti. Tostate le foglie di verza tenute da parte nel microonde: stendetele sulla placca e cuocete nel microonde alla massima potenza per 7/8 minuti, per 30 secondi alla volta, girando le foglie ad ogni intervallo. Servire la zuppa con palline di pane e fontina e foglie di verza essiccate.

# PISAREI E FAŚÖ DI PIACENZA

Tempo 1h

ingredienti

68 persone

300 g di fagioli lessati

50 g di pancetta, 1 carota

1 gambo di sedano

mezza cipolla, prezzemolo

alloro, aglio

burro, sale

olio extravergine d'oliva

per Pisarei

200 gr di pangrattato

200 g di farina

olio extravergine d'oliva

sale, alloro, pepe nero

olio extravergine d'oliva

Preparazione

Mondate e tritate il sedano, la carota e la cipolla. Fateli appassire in una casseruola antiaderente con 3 cucchiai di olio e 1/2 cucchiaio di burro, insieme a 1 spicchio d'aglio con la buccia schiacciato e un ciuffo di foglie di prezzemolo. Aggiungete i fagioli lessati, la pancetta tagliata a pezzetti e 1 foglia di alloro e fateli rosolare insieme al soffritto finché non inizieranno quasi ad attaccarsi un po' alla pentola: dovrete sentire un aroma tostato, quasi bruciato. Aggiungere sale e acqua, fino a ricoprire abbondantemente i fagioli. Portare a ebollizione, coprire con un coperchio e cuocere per circa 1 ora. per i pisarei portare ad ebollizione circa 300 g di acqua. Versarlo in più riprese sul pangrattato, condite con 1 cucchiaio di olio e un pizzico di sale. Impastate (la quantità di acqua può variare in base alla qualità del pangrattato, più o meno secco), fino ad ottenere un impasto, poi aggiungete la farina. Raccoglierlo in un panetto e lasciatelo riposare coperto per 30 minuti. Formare tanti filoncini (circa ø 5 mm) con l'impasto, quindi staccare delle piccole porzioni e ricavare i pisarei scavando i pezzi di pasta con il pollice sulla spianatoia. Togliete lo spicchio d'aglio e la foglia di alloro dalla casseruola di fagioli, aggiungete i pisarei e fate cuocere per circa 5 minuti. Spegnete il fuoco e lasciate riposare con il coperchio, come un risotto, per concentrare tutti i profumi. Impiattateli completandoli con foglie di alloro fresche, un filo di olio a crudo e pepe nero macinato.

# LASAGNA CON ORTAGGI D'AUTUNNO

Tempo 1h 10 min

ingredienti

4 persone

Besciamella da 1 litro

500 g di farina

200 g di zucca pulita

200 g di sedano rapa pulito

200 g di carote, 5 uova

Parmigiano grattugiato

olio extravergine d'oliva

sale e pepe

## Preparazione

Per la ricetta delle lasagne con le verdure autunnali, impastare la farina e le uova nella planetaria. Lasciare riposare l'impasto coperto per 30 minuti. Con il trita verdure affettate la zucca e il sedano rapa e grattugiate le carote. Soffriggere le verdure con olio, sale e pepe. Stendere la pasta con la sfogliatrice a 1 mm. Comporre le lasagne alternando la pasta con la besciamella, le verdure e il parmigiano. Infornare a 180°C per circa 20 minuti.

# ZUPPA DI SPINACI

Tempo 30 min

ingredienti

4 porzioni

650 g di patate

300 g di latte di mandorla

non zuccherato

250 g di spinaci novelli

200 g di salsiccia piccante

con pepe e finocchio

80 g di cipollotti

40 g di mandorle con la buccia

olio extra vergine di oliva, sale

## Preparazione

Per la ricetta della zuppa di spinaci tritate i cipollotti e fateli soffriggere in una casseruola con 1 cucchiaio di olio; unire le patate sbucciate tagliate a fettine sottili, 300 g di acqua e il latte di mandorla; cuocere per 15 minuti. Aggiungere gli spinaci, salare, cuocere per altri 5 minuti, quindi frullare il tutto fino ad ottenere una crema. Sgusciare la salsiccia e tostare. Tagliate a fettine le mandorle e tostarle. Servire la crema con la salsiccia e le mandorle. Guarnire a piacere con foglie di spinaci novelli, un filo d'olio e una macinata di pepe nero.

# RICETTE
# SECONDI PIATTI

# FILETTO DI PESCE AL VAPORE CON ERBE

Tempo di preparazione: 10 minuti

Tempo di cottura: 15 minuti

Porzioni: 4

Ingredienti:

4 filetti di pesce bianco

(ad esempio, merluzzo o cod)

Succo di mezzo limone

2 spicchi d'aglio

Prezzemolo fresco tritato

Olio extravergine d'oliva

Sale e pepe q.b

## Preparazione

Marina il pesce: In una ciotola, marina i filetti di pesce con il succo di limone, l'aglio tritato, il prezzemolo, l'olio, il sale e il pepe. Lascia marinare per almeno 15 minuti.
Cuoci al vapore: Disponi i filetti marinati in un cestello per la cottura a vapore. Cuoci per circa 15 minuti, o fino a quando il pesce sarà cotto e sfaldabile con una forchetta. Consigli: Pesce: Puoi sostituire il pesce bianco con altri tipi di pesce, come salmone o trota.

# POLPETTINE DI TACCHINO E ZUCCHINE

Tempo di preparazione: 20 minuti

Tempo di cottura: 20 minuti

Porzioni: 4

Ingredienti:

500g di macinato di tacchino

1 zucchina

1 uovo

50g di pane grattugiato

Parmigiano grattugiato

Prezzemolo fresco tritato

Aglio in polvere

Sale e pepe q.b.

Olio extravergine d'oliva

## Preparazione

Prepara le verdure: Grattugia la zucchina.
Amalgama gli ingredienti: In una ciotola,
unisci il macinato di tacchino, la zucchina
grattugiata, l'uovo, il pane grattugiato, il
parmigiano, il prezzemolo, l'aglio in polvere,
il sale e il pepe. Mescola bene fino ad
ottenere un composto omogeneo. Forma le
polpettine: Con le mani leggermente umide,
forma delle polpettine. Cuoci le polpettine:
In una padella, scalda un filo d'olio e cuoci le
polpettine a fuoco medio fino a quando
saranno dorate su tutti i lati.

# COTOLETTE VALDOSTANE

Tempo 40 min

ingredienti

6 persone

600 g di fettine di vitello

200 g Fontina

150 g di prosciutto cotto a fette

140 grammi di burro

2 uova

briciole di pane

sale

## Preparazione

Per la ricetta delle cotolette valdostane, sbattete le fettine di vitello e tagliatele a forma rettangolare. Dividete la fontina in sei fette. Disponete su ogni fetta di carne una fetta di fontina e una fetta di prosciutto, poi chiudete a portafoglio. Passate la carne ripiena prima nelle uova leggermente sbattute e poi nel pangrattato, ripetendo l'operazione una seconda volta per sigillare bene le cotolette. Scaldare metà del burro in una padella fino a farlo diventare spumoso, e cuocere le prime 3 cotolette a fuoco medio per un paio di minuti per lato. Buttate via il burro usato e ripetete l'operazione con l'altra metà del burro per cuocere le tre cotolette rimaste. Asciugate le cotolette su carta da cucina, salatele e servitele ben calde.

# ARROSTI DI CONIGLIO AI CRAUTI E SPECK E CREMA DI MELE ALLA SENAPE

Tempo 1h 30 min

ingredienti

4 persone

Perla di crema di mela senape

230 g di succo di mela

20 g di sciroppo di senape

2,5 g di agaragar

Per arrosti

385 g 1 scatola di crauti

180 g Speck Alto Adige

50 g parmigiano, 4 cosce di coniglio

timo, aglio, rosmarino

olio extravergine d'oliva

sale e pepe

Preparazione

Per la crema di senape di mele, scaldare il succo di mela e lo sciroppo di senape con l'agar agar e cuocere per 6 minuti dopo l'ebollizione. Spegnetela, fatela raffreddare, copritela con la pellicola e mettetela in frigo per 1 ora, fino ad ottenere una gelatina. Per gli arrosti, disossare le cosce di coniglio. Sciacquate i crauti e conditeli con un filo d'olio, sale e pepe. Farcite le cosce di coniglio con i crauti e richiudete cercando di ricomporre la forma della coscia. Poi avvolgerli nelle fettine di speck, in modo da coprirli interamente e sigillare eventuali aperture. Disponete gli arrosti ottenuti in una pirofila, e conditeli con olio, sale e pepe;

aggiungere qualche rametto di timo e rosmarino e 1 spicchio d'aglio nella padella. Infornare a 160°C per circa 45 minuti. Create un disco con 2 cucchiai di parmigiano grattugiato su un foglio di carta da forno e cuocetelo nel microonde alla massima potenza per 2 minuti. Posizionare la cialda su una superficie curva e lasciarla raffreddare. Prepararne un altro allo stesso modo. Servire gli arrosti con la crema di mele, ammorbidita con una frusta, e le cialde di parmigiano spezzettate.

# POLLETTO AL FORNO CON VESTITO DI LIMONI, ARANCE E ALLORI

Tempo 1h 20min

ingredienti

4 persone

2 polli (600 g ciascuno)

1 limone

1 arancia

Foglie di alloro

crema fresca

olio extravergine d'oliva

sale

## Preparazione

Passate i polli sulla fiamma per togliere eventuali piume residue. Massaggiare la pelle con 2 cucchiai di crema (in alternativa, con una noce di burro). Inserite in ogni pollo 2 foglie di alloro e metà delle scorze di arancia e limone. Spolverizzate con un po' di sale, adagiatele in una teglia unta d'olio e infornate a 200°C per 10 minuti. Sfornare i polli, lasciarli raffreddare per 5 minuti, quindi ricoprirli con fettine di agrumi tagliate sottili (3 mm) alternandole con foglie di alloro, con la parte inferiore rivolta verso l'alto, fino a ricoprire tutta la parte superiore. Legateli con lo spago o utilizzate la più comoda rete per arrosti in commercio. Rimettete il pollo nella padella, condite ognuno con un pizzico di sale e qualche cucchiaio di olio, e infornate nuovamente a 200°C per 4050 minuti, fino a quando la pelle sarà dorata.

# PESCI AROMATICI CON PAPRIKA, CURCUMA E AGRUMI

Tempo 30 min

ingredienti

6 persone

250 g 4 filetti di orata

260 g 2 filetti di branzino

250 g 2 filetti di orata

1 limetta

1 bergamotto

1 pompelmo, sale

curcuma, paprika dolce

olio extravergine d'oliva

Preparazione

Per la ricetta del pesce aromatico con paprika, curcuma e agrumi, pulito i filetti di pesce eliminando le lische con una pinzetta. Scaldate molto energicamente una padella antiaderente, quindi adagiatevi i filetti di pesce, due alla volta, con la pelle rivolta verso il basso, tenendola aderente al fondo per 1 minuto, fino a quando non inizierà a rilasciare i suoi succhi; togliere i filetti dal fuoco e togliere la pelle. Infine, conditeli con un filo d'olio, poi con un pizzico di sale, da entrambi i lati. Cospargete i filetti di orata dalla parte della carne (quella opposta a quella dove c'era la pelle) con 1 cucchiaino di curcuma; aiutatevi con un colino a maglie fini per distribuire meglio la polvere. Procedi allo stesso modo spolverando il branzino con 1 cucchiaino di paprika. Mescolare la scorza grattugiata di 1 lime, ½ bergamotto e 1/3 pompelmo in una ciotola. Evitare di grattugiare la parte bianca (albedo) che darebbe un sapore amaro.

Cospargete i filetti di orata, sempre dalla parte della carne, con questo composto di scorze. Cuocere i filetti di pesce, due alla volta, in una padella molto calda, prima dal lato con gli aromi per pochi secondi e poi per 12 minuti dall'altro lato, quello dove c'era la pelle. In alternativa potete cuocere il pesce in padella in forno a 200°C per una decina di minuti. È importante cuocere il pesce nel seguente ordine: prima i filetti di orata alla curcuma, poi il branzino agli agrumi e infine il branzino alla paprika, per non alterare i colori. Usate sempre una spatola per muovere i filetti in modo da non romperli.

# STOCCO ALLA MAMMOLESE

Tempo 45 min

ingredienti

4 persone porzioni

1 kg di stoccafisso ammollato

1 kg di patate

600 g di pomodori pelati o salsa

3 peperoncini

2 cipolle rosse

olive snocciolate in salamoia

capperi sotto sale

olio extravergine d'oliva

sale

Preparazione

Per la ricetta dello stoccafisso alla mammolese, sbucciate le patate e dividete ognuna in 4 spicchi. In una casseruola (meglio se di terracotta) soffriggere le cipolle affettate con 5 cucchiai di olio per 23 minuti; aggiungere il pomodoro e cuocere per 5 minuti, aggiustare di sale. Aggiungere le patate e continuare la cottura per 78 minuti, bagnando con un mestolo d'acqua se il sugo si asciuga. Aggiungete lo stoccafisso tagliato a pezzi, 3 cucchiai di olive, 1 cucchiaio di capperi dissalati, i peperoncini e continuate la cottura per 20 minuti, mescolando di tanto in tanto, fino a quando le patate saranno cotte. Servire lo stoccafisso aromatizzato a piacere con foglioline di timo fresco.

## UOVO IN CAMICIA SU SCAROLA AGRODOLCE

Tempo 40 min

ingredienti

4 persone porzioni

100 g di pinoli

100 g di vino rosso

80 g di uvetta

20 grammi di burro

4 uova

2 teste di scarola

1 cipolla

olio extravergine d'oliva

aceto, sale, pepe

## Preparazione

Per la ricetta dell'uovo in camicia su scarola in agrodolce, fate appassire la scarola con poco olio e sale, con il coperchio a fuoco basso, per 78 minuti. Tagliate a fettine la cipolla e fatela rosolare in un'altra casseruola con un filo d'olio e sale. Aggiungere il vino rosso e cuocere senza coperchio fino a quando tutto il liquido sarà evaporato. Mescolare la cipolla con la scarola, l'uvetta ei pinoli e farli tostare velocemente in padella (lasciarli dorare senza tritarli). Preparare le uova in camicia: portare a leggero bollore dell'acqua non salata, acidulata con una spruzzata di aceto; sgusciare un uovo alla volta in un piattino e farlo scivolare al centro di un vortice creato nell'acqua con un cucchiaio. Fatela cuocere per 45 minuti, poi scolatela; procedete così con le restanti uova. Serviteli sulla scarola e condite con sale e pepe.

# POLPETTE DI SALMONE ALL'ARANCIA

Tempo 1h

ingredienti

4 persone

Trancio di salmone da 500 g

500 g di broccoli

300 g di pangrattato

30 g parmigiano grattugiato

3 uova

2 arance non trattate

1 limone non trattato

prezzemolo tritato

zenzero fresco

rosmarino fresco

Vino bianco secco

olio extravergine d'oliva

sale, aglio

Preparazione

Per la ricetta delle polpette di salmone all'arancia, cuocere il salmone in forno a 170°C per 1520 minuti. Eliminate la pelle e le eventuali lische e sbriciolate in una ciotola. Mescolare con le uova, quindi aggiungere un po' di prezzemolo, 1 cucchiaino di zenzero grattugiato, 150 g di pangrattato, parmigiano e sale. Lasciate riposare il composto in frigo per 20 minuti. Nel frattempo sbollentare i broccoli in acqua bollente salata per 30 secondi. Scolateli con una schiumarola, in una ciotola capiente con acqua e ghiaccio e lasciateli raffreddare. Mettete i broccoli nell'acqua bollente e continuate la cottura per 1015 minuti. Scolateli e teneteli da parte. Grattugiare la scorza di 1 arancia. Spremere il succo e mescolarlo con 1/2 bicchiere di vino bianco.

Sbucciare l'altra arancia, togliendo cioè anche la parte bianca della scorza e la buccia; dividerlo in pezzi. Modellare il composto di salmone con le mani leggermente umide formando delle polpette; passarle nel restante pangrattato. In una padella fate rosolare 23 spicchi d'aglio, toglieteli e disponete le polpette (poche alla volta) e 1 rametto di rosmarino. Fatele rosolare a fuoco vivo per 23 minuti per lato o finché non saranno dorate. Sfumare con il vino bianco e il succo d'arancia, abbassare la fiamma e terminare la cottura per altri 34 minuti. Infine aggiungete i pezzetti di arancia. Soffriggere i broccoli in una padella con olio caldo e 2 spicchi d'aglio. Aggiustate di sale, spegnete il fuoco e aggiungete la scorza d'arancia grattugiata. Servire le polpette con i broccoli.

# FILETTO DI ROMBO AL CALVADOS E CREMA DI PORRI ALLA PAPRIKA

Tempo 45 min

ingredienti

4 persone

Filetti di rombo da 1,5 kg

500 g di brodo vegetale

3 mele, 2 porri

1 patata piccola

paprika dolce

Distillato di mele Calvados

Maggiorana

olio extravergine d'oliva

sale e pepe

Preparazione

Per la ricetta del filetto di rombo al calvados e crema di porri alla paprika, sbucciate la patata e 1 mela e tagliatele a pezzetti; tagliare i porri a rondelle, eliminando la parte verde. Scaldare 4 cucchiai di olio in una padella e rosolare la patata, la mela e il porro per 12 minuti; aggiungere il brodo vegetale e cuocere per 25 minuti, aggiustare di sale. Aggiungere 1 cucchiaio di paprika dolce e frullare il tutto con un frullatore ad immersione, ottenendo una crema. Scaldate un filo d'olio in una padella e cuocete i filetti di rombo dalla parte della carne per 2 minuti; giratele, aggiustate di sale, cospargete con una spruzzata di Calvados e proseguite la cottura per altri 45 minuti. Tagliate le altre 2 mele a fettine sottili, togliendo la parte centrale con il torsolo. Togliete la pelle ai filetti di rombo e serviteli con crema di porri e mele a fettine,

# CARNE AL FUMO

Tempo 25 min

ingredienti

4 persone porzioni

480 g 4 fette di roastbeef

4 mandarini

1 cespo di radicchio tardivo

1 mazzo di rucola

1 testa di indivia belga

olio extravergine d'oliva

Rosmarino

bacche di ginepro

sale e pepe

## Preparazione

Per la ricetta della carne affumicata, condisci le fette di roast beef con un filo d'olio, un pizzico di sale, una macinata di pepe, un rametto di rosmarino e qualche bacca di ginepro. Disporli su un piatto e adagiarvi sopra una casseruola piena di acqua bollente. Cuocili, senza il coperchio, per 68 minuti. Giratele e fate cuocere per altri 46 minuti (allungate o riducete il tempo di cottura secondo i vostri gusti). Preparare un'insalata mista con radicchio, indivia belga, rucola e qualche spicchio di mandarino crudo sbucciato. Condire con olio, sale e succo di mandarino.

# BRANZINO AL VINO IN PADELLA

Tempo 25 min

ingredienti

Porzioni per 2 persone

600 g 1 branzino

ridimensionato e sventrato

1 spicchio d'aglio

limone

prezzemolo

Rosmarino

saggio

Vino bianco secco

olio extravergine d'oliva

sale e pepe

Preparazione

Per la ricetta del branzino al vino in padella, lavate il branzino dentro e fuori, poi asciugalo con carta da cucina. Salate e pepate la pancia e inserite lo spicchio d'aglio tagliato in due, 1 rametto di rosmarino, 2 pezzetti di limone, 2 foglie di salvia e un filo d'olio. Metti il pesce in una padella antiaderente che si adatta comodamente. Conditela con un filo d'olio e cuocetela a fuoco mediobasso con coperchio, per 3 minuti. Bagnate con un dito di vino bianco, fatelo evaporare, poi raccogliete la salsa con un cucchiaio e versatela sul pesce. Coprite nuovamente e fate cuocere per altri 4 minuti. Girare delicatamente il branzino, aiutandosi con una spatola e una forchetta, coprire e cuocere per altri 67 minuti, sfumando a metà cottura con un altro dito di vino e bagnando con la salsa. Spegnete il fuoco e servite il branzino con olio a crudo e prezzemolo tritato,

# ARISTA DI MAIALE AL LATTE E CIPOLLE

Tempo 1h

ingredienti

4 persone porzioni

1 kg di lonza di maiale

1 litro di latte

350 g di cipolle bianche

2 bacche di ginepro

1 mazzetto aromatico

(salvia, rosmarino, alloro)

pepe, sale

olio extravergine d'oliva

## Preparazione

Per la ricetta della lonza di maiale con latte e cipolle, fate rosolare la lonza per 1015 minuti in una casseruola velata d'olio in modo che si colori da tutte le parti. Trasferiti in un piatto e nella stessa casseruola fate rosolare le cipolle affettate per 45 minuti. Aggiungere la carne, il bouquet garni, il ginepro, il latte ancora e portare a bollore. Ridurre il fuoco, aggiungere sale e pepe, coprire e cuocere per almeno 1 ora. Frullare le cipolle e il brodo, affettare la lonza di maiale e servire con la salsa cremosa, accompagnata, se lo si desidera, da purè di patate.

# CROCCHETTE DI POLLO ALL'AVENA

Tempo 35 min + 20 min di riposo

ingredienti

2 persone

300 g di petto di pollo

80 gr di grissini

3 fette di pane

2 uova

1 arancia

mezza cipolla rossa

farina, sale

fiocchi d'avena

olio extravergine d'oliva

## Preparazione

Per la ricetta dei bocconcini di pollo con l'avena, frullate i grissini in un cutter con la scorza grattugiata di 1/2 arancia, senza ridurla in farina, ma lasciando la consistenza un po' grossolana. Quindi aggiungere 2 cucchiai di fiocchi d'avena e dare un altro colpo di cutter. Versate questo composto in una teglia e mescolarlo con altri 2 cucchiai di farina d'avena. Tagliare il pollo a pezzetti eliminando eventuali impurità. Frullare anch'essa nel cutter con la cipolla sbucciata e tagliata a pezzetti, le fette di pane private della crosta, 2 cucchiai di olio e un pizzico di sale. Lasciare riposare il composto per 1520 minuti, quindi formare 6 crocchette tonde, leggermente schiacciate.

Passate nella farina, poi nelle uova ben sbattute, ed infine nel composto di grissini e fiocchi d'avena. Cuocete le crocchette di pollo in padella con un dito di olio extravergine di oliva non troppo caldo, lasciandole rosolare per almeno 3 minuti per lato, in modo che risultino dorate all'esterno e cotte anche all'interno. In alternativa, conditele con un filo d'olio, adagiatele in una teglia e infornate a 180°C per circa 20 minuti. Serviti con insalata e salsa simile al ketchup, a piacere.

# TONNO ALLA CACCIATORA

Tempo 30 min

ingredienti

24 persone

Trancio di tonno fresco da 500 g

100 g di insalata mista

30 g di olive verdi snocciolate

amido di mais

Rosmarino

finocchio

limone non trattato

aceto balsamico

Vino rosso

olio extravergine d'oliva

sale, pepe, aglio

Preparazione

Per la ricetta del tonno alla cacciatora, tritate finemente 1/2 spicchio d'aglio. Rosolare il tonno a fuoco vivo in una padella calda per 3 minuti da un lato, con sale e pepe. Girare e rosolare anche l'altro lato, con sale e pepe. Bruciatela anche un po' sui lati, giusto per colorarla. Per ottenere una piastrella regolare bisogna rifilare: in questo caso le dosi basteranno solo per duetre persone. Aggiungere l'aglio tritato e sfumare subito con 1 bicchiere di vino rosso e 3 cucchiai di aceto balsamico. Aggiungere le olive, sempre a fuoco vivace.

Continuare la cottura per altri 6/7 minuti, girando di tanto in tanto la bistecca in modo che si dori bene da entrambi i lati. Togliere il tonno dalla padella; aggiungere 1 cucchiaino scarso di amido di mais alla salsa in padella e sciogliere subito e velocemente per non formare grumi. Far addensare il fondo di cottura per 23 minuti a fuoco medio: non deve essere troppo piccolo. Condire l'insalata mista con sale, un filo d'olio, qualche goccia di limone e la scorza grattugiata. Servire il tonno ben caldo cosparso della sua salsa e accompagnato dall'insalata.

**ZUPPETTA DI MARE**

**CON SEDANO RAPA**

Tempo 60 min

ingredienti

4 persone

1 filetto di rana pescatrice

100 g vongole

8 scampi

2 seppie di media grandezza

1 sedano rapa grande

1 cipolla, 1 carota

olio extravergine d'oliva

Vino bianco secco

cumino, sale

pepe nero, maggiorana

## Preparazione

Pulire il sedano rapa, tagliarlo a fette spesse circa 1 cm e ricavarne 12 dischi (ø 5 cm). Raccogliete tutti i ritagli in una pentola, copriteli d'acqua e cuoceteli per 30 minuti. Infine frullate aggiungendo ½ cucchiaino di semi di cumino e l'acqua di cottura fino ad ottenere una crema morbida. Mettere i dischi di sedano rapa in una padella con un filo d'olio, sale e pepe. Cuocere in forno a 180°C per 57 minuti. Tagliare la carne di rana pescatrice a grossi bocconcini (3 cm). Pulire gli scampi e le seppie. Per intenerire le seppie praticate delle incisioni diagonali sui sacchi. Preparare un brodo di pesce (cartone): in una padella scaldare la cipolla e la carota a tocchetti con un filo d'olio, rosolare gli scarti di pesce, sfumare con 1 bicchiere di vino e aggiungere 1 litro d'acqua. Cuocere a fuoco alto per ridurre della metà il liquido. Rosolare la coda di rospo e le vongole in una casseruola capiente, sfumare con ½ bicchiere di vino, unire il brodo di pesce e coprire per far aprire i gusci. Scolate le vongole appena aperte e tenetele da parte. Cuocere a fuoco alto per ridurre della metà il liquido di cottura. Unite infine alla rana pescatrice le seppie, gli scampi e le vongole, fate saltare il tutto per qualche istante e spegnete. Disporre nei piatti la crema di sedano rapa, il pesce e le rondelle di sedano rapa e completare con un filo d'olio e foglioline di maggiorana.

# FILETTI DI SOGLIOLA CON PATATE E CREMA DI PORRI

Tempo 1h

ingredienti

4 persone porzioni

600 g di filetti di sogliola puliti

400 g 4 patate

200 g di porri puliti

150 gr di pangrattato

40 g di vino bianco secco

aglio, prezzemolo

olio extravergine d'oliva

sale e pepe

## Preparazione

Per la ricetta dei filetti di sogliola con patate e zuppa di porri, tagliate il porro a fettine e mettetele in una casseruola con un filo d'olio. Scolateli e lasciateli asciugare delicatamente per 10 minuti. Sbucciare una patata e tagliarla a tocchetti. Sfumare i porri con il vino bianco, quindi unire le patate a tocchetti, aggiungere lentamente l'acqua e cuocere a fuoco medio per 2025 minuti. Nel frattempo sbucciate le altre patate e tagliatele a striscioline. Disponeteli su una teglia ricoperta di carta da forno. Condirli con un filo di olio, sale e pepe e infornare a 220°C per 30 minuti.

Frullate il pangrattato con un ciuffo di foglie di prezzemolo, uno spicchio d'aglio e un pizzico di sale fino a farlo diventare verde chiaro. Passate i filetti di sogliola a coprirli, quindi infilateli su 4 spiedini, poneteli su una teglia, su carta da forno, e cospargeteli con altro pangrattato. Frullare i porri con 2 cucchiai di olio, sale e pepe, ottenendo una vellutata. Togliere le fette di patate dal forno. Ungere i filetti di sogliola con un filo d'olio e metteteli in forno per 67 minuti. Serviteli con striscioline di patate e crema di porri.

**ROMBO AL FORNO,**

**RAPE ACIDE,**

**MANGO ARROSTITO**

Tempo 50 min

ingredienti

4 persone

1 rombo sfilettato

2 rape gialle, 2 rape rosse

2 mango

1 carota, 1 cipolla

zucchero di canna

Vino bianco secco

aceto di riso

foglie di senape fresca

sale, acqua frizzante

olio extravergine d'oliva

Preparazione

Scaldate una padella velata d'olio, fate rosolare la cipolla e la carota a cubetti, sfumate con il vino bianco secco. Lasciare evaporare, continuare a rosolare a fuoco vivo per 5 minuti, quindi aggiungere 1 litro d'acqua. Aggiustate di sale e lasciate sul fuoco finché il fumetto non si sarà ridotto della metà. Disponete i filetti di rombo in una teglia dai bordi alti con un mestolo di brodo e infornate a 180°C per 10 minuti. Mondate le rape, tagliatele a cubetti di 45 mm e mettetele a bagno in acqua fredda per qualche minuto. Mescolare 10 g di zucchero di canna con 100 g di vino, 70 g di aceto di riso, un pizzico di sale e 23 cucchiai di acqua frizzante in una ciotola. Usate parte della salsa per saltare prima le rape gialle e striate, poi quelle rosse, in una padella ben calda per 5 minuti. Tagliare a cubetti la parte centrale della polpa di mango. Tostare le guarnizioni a fuoco vivace in una padella molto calda con un velo d'olio e frullare fino ad ottenere una salsa. Disporre i cubetti e la salsa di mango nei piatti, disporre i filetti di rombo, le rape e qualche fogliolina di senape fresca.

# CALAMARI RIPIENI AGLI AGRUMI

Tempo 1h

ingredienti

4 persone

50 g di pangrattato

50 g di mandorle sgusciate

4 calamari medi

4 arance medie

2 fette di pane

1 limone, aglio

capperi sotto sale

prezzemolo

Maggiorana

olio extravergine d'oliva

sale e pepe

## Preparazione

Per la ricetta dei calamari ripieni agli agrumi, pulite i calamari e tagliate a pezzetti i tentacoli. Spezzettate le mandorle con un mixer oppure mettendole in un sacchetto e schiacciandole con un batticarne. Tritare 2 piccoli spicchi d'aglio e un ciuffo di prezzemolo, raccoglierli in una padella con i tentacoli tritati, 25 g di olio, un pizzico di sale e una macinata di pepe e cuocere per 5 minuti. Tritate le fette di pane e mescolatele in una ciotola con le mandorle tritate, il pangrattato, i tentacoli cotti, 2 cucchiai di capperi non salati, il succo di 1 arancia e mezza, la scorza di limone grattugiata, un pizzico di sale e una macinata di pepe.

Farcire i calamari con questo ripieno, distribuendo con cura nei sacchetti; chiudetele con uno stuzzicadenti e adagiatele su una teglia rivestita di carta da forno. Condirli con olio, sale e pepe e infornare a 180 °C, in modalità ventilata, per circa 10 minuti; sfornate e bagnatele con il loro liquido di cottura e cuocete in forno per altri 510 minuti. Sbucciate le restanti arance, tagliatele a fettine e conditele con un filo d'olio, un pizzico di sale e qualche fogliolina di maggiorana. Servire i calamari con l'insalata di arance.

# BRANZINO, FUNGHI, E CERFOGLIO

Tempo 1h

ingredienti

4 persone

800 g di filetto di branzino

600 g di brodo di pollo

200 g di funghi porcini

100 g di cerfoglio

100 gr di melanzane

5 g di zucchero di canna

2 patate rosse

2 cipollotti, sale

timo, aglio, scalogno

olio extravergine d'oliva

Preparazione

Sbollentare il cerfoglio in acqua bollente e raffreddarlo in acqua e ghiaccio (conservare qualche foglia per la decorazione). Tritate 1 scalogno e fatelo stufare in una casseruola per 1 minuto. Sbucciare le patate e tagliarle a fettine sottili, unirle allo scalogno, bagnare con 200 g di brodo di pollo e cuocere per circa 15 minuti. Lasciateli raffreddare, poi frullateli con il cerfoglio fino ad ottenere una salsa liscia. Passatela al setaccio per una consistenza più vellutata. Lavate le melanzane e 200 g di funghi porcini. Tagliatele a cubetti e saltatele separatamente in padella finché non saranno entrambe dorate: 45 minuti per i funghi, 67 minuti per le melanzane. In una casseruola adatta al forno fate rosolare i cipollotti puliti e tritati, aggiungete i funghi, le melanzane e lo zucchero.

Mescolare, aggiungere 400 g di brodo di pollo e portare a ebollizione. Coprire il contenuto della casseruola con un foglio di carta da forno bagnata e strizzata, a contatto, e mettere la casseruola in forno per circa 30 minuti a 140°C. Infine frullate senza rendere il composto troppo liquido, quindi passate al setaccio. Togliere le cappelle ai funghi porcini testa nera e tagliare a tocchetti i gambi. Rosolare il tutto in padella con olio, timo e 1 spicchio d'aglio per 34 minuti. Squamare e spinare il filetto, quindi tagliarlo in quattro porzioni, senza spellarlo. Conditela con un filo d'olio e scolatela in una padella calda con un po' di sale sul fondo, appoggiandola dalla parte della pelle. Quando quest'ultimo sarà croccante, trasferite le fette su una teglia rivestita di carta da forno e terminate la cottura in forno a 185°C per 5 minuti.

# SPEZZATINO DI PESCE E CREMA DI ZUCCHINE ALLA SCAPECE

Tempo 1h 30min

ingredienti

4 persone

la crema di zucchine

250 g di brodo di pollo

5 zucchine, 1/2 scalogno

patate, menta

aceto di vino bianco

olio extravergine d'oliva

sale e pepe

lo stufato

100 g di filetti di triglia

100 g di filetto di tonno

100 g di filetti di branzino

4 capesante, 4 gamberi

4 scampi, 4 vongole

4 cozze, 1 spicchio d'aglio

prezzemolo, sale

olio extravergine d'oliva

Preparazione

Per la crema di zucchine, sbucciate le zucchine, eliminate la parte con i semi e tagliatele a tocchetti. In una casseruola soffriggere lo scalogno tritato e un pezzo di patata tagliata finemente, unire le zucchine e lasciarle insaporire. Bagnarli con una spruzzata di aceto, quindi aggiungi il brodo di pollo caldo. Insaporite con qualche fogliolina di menta e fate cuocere per 20 minuti. Frullate il tutto aggiustando di sale e pepe e aggiungendo 23 cucchiai di olio a filo (per una salsa più verde sbucciate le zucchine e sbollentatele

le bucce in acqua bollente salata; procedete
con la ricetta, tagliando a cubetti le zucchine
sbucciate. Quando è il momento di frullare
per ottenere la salsa, aggiungete le bucce
sbollentate (se la volete molto vellutata,
passatela al setaccio). Per lo spezzatino
mettete in una casseruola l'aglio sbucciato
con un filo d'olio e un po' di prezzemolo.
Quando l'olio è caldo, aggiungere le cozze e
coprire. Bagnate con un goccio d'acqua e
coprite nuovamente. Togliere le cozze dalla
pentola non appena si aprono. Ripetere
l'operazione con le vongole. Pulite tutti i
pesci e tagliateli a pezzetti. Gamberi
sgusciati, scampi e capesante. Irrorateli con
un filo d'olio e scolateli per 34 minuti in una
padella calda, cosparsa di un pizzico di sale.
Servite pesce, molluschi e crostacei nella
salsa di zucchine, completate a piacere con
germogli freschi e olio crudo.

# PESCE COL PANGRATTATO

Tempo 45 min

ingredienti

4 persone

500 g 4 filetti di

nasello con la pelle

250 g di latte

60 g di pangrattato

20 g di farina

olio extravergine d'oliva

Maggiorana

noce moscata

limone, burro

sale e pepe

Preparazione

Per la ricetta del pesce impanato, disponete i filetti di nasello su un grande foglio di carta da forno, e conditeli con 2 cucchiai di olio, sale, pepe e maggiorana; chiudere il sacchetto e infornare a 180°C per 2025 minuti. Una volta pronta, sfornate e, fatela raffreddare e infine recuperate la polpa a pezzi grossi. Nel frattempo preparate la besciamella: fate cuocere 20 g di burro con la farina, ottenete un composto biondo, aggiungete il latte freddo, tutto in una volta, condite con sale e pepe e noce moscata, e fate cuocere la besciamella per 34 minuti dopo averla tolta l'ebollizione, mescolando continuamente. Ungere e ricoprite di pangrattato una piccola teglia; distribuite sul fondo metà della besciamella, aggiungete il pesce, la scorza di limone grattugiata, la maggiorana tritata, il pangrattato e le noci di burro. Infornare a 180°C per circa 15 minuti. Servire con foglioline di maggiorana.

# POLPETTONE DI PESCE CON BROCCOLI, ERBE AROMATICHE E PANNA

Tempo 1h

ingredienti

68 persone

580 g di filetto di merluzzo pulito

300 g di panna fresca

120 g di broccoli a ciuffi

4 albumi d'uovo

bacche di coriandolo

erba cipollina, sale, aneto

Preparazione

Per la ricetta del polpettone di pesce con broccoli, erbe aromatiche e panna, sbollentare i ciuffi di broccoli in acqua bollente salata per 1 minuto e scolarli. Pulite il baccalà da eventuali residui di lische, tagliatelo a pezzetti e aggiungete la panna, gli albumi e un pizzico di sale. Frullare il tutto fino ad ottenere una massa leggermente appiccicosa. Profumato con coriandolo macinato e pepe verde. Unite al composto i ciuffetti di broccoli, dopo averli tamponati con carta da cucina, per farli asciugare un po'. Inoltre, aggiungi un rametto di aneto tritato insieme a qualche erba cipollina. Stendere il composto su uno strato di fogli sovrapposti di carta stagnola adatta alla cottura. Arrotolatelo con l'aiuto della pellicola, fino ad ottenere un salsicciotto. Chiudetela alle estremità con dello spago da cucina e cuocete a vapore il polpettone per 45 minuti. servirlo tagliato a fette. Accompagnalo come preferisci.

# FILETTO DI VITELLO, MELE, E RADICCHIO CON SALSA PORTO

**Tempo 1h 15min**

ingredienti

6 persone porzioni

Filetto di vitello pulito da 1,2 kg

e legato all'arrosto

250 g di radicchio rosso

30 g di burro, 4 g di amido di mais

2 mele, 1 scalogno

timo, vino Porto

olio extravergine d'oliva

sale e pepe

## Preparazione

Per la ricetta del filetto di vitello, mele e radicchio al porto, lavate le mele e tagliatele in 8 spicchi. Scaldate un filo d'olio in una padella, adatta anche al forno, fate rosolare lo scalogno tagliato a metà, e fate tostare il filetto da tutte le parti per 5 minuti, salando e pepando, e insaporendo con un rametto di timo; aggiungete 1/2 bicchiere di Porto (circa 80 g), fatelo evaporare per 1 minuto, poi trasferitelo in forno e fatelo cuocere a 120 °C per 15 minuti. Aggiungere le mele e continuare la cottura per altri 40 minuti.

Trasferire il filetto e le mele nel vassoio da
portata e sfumare la padella con un bicchiere
di Porto (circa 150 g); fatelo evaporare,
aggiungete 30 g di burro mescolato con 4 g di
amido di mais, e fate cuocere per 3 minuti,
poi aggiungete 50 g di acqua, mescolate e fate
cuocere ancora per 2 minuti, ottenendo la
salsa. Mondate il radicchio e spezzettatelo.
Togliete lo spago al filetto, tagliato a
medaglioni e servitelo con le mele, il
radicchio e la salsa Porto.

## POLPETTONE DI BORLOTTI, FAGIOLINI E FORMAGGIO, AVVOLTO NEL PROSCIUTTO

Tempo 1h 30 min

ingredienti

68 persone

350 g di fagioli borlotti lessati

300 grammi di patate

120 g di formaggio tipo robiola

100 g di fagiolini

100 g di prosciutto crudo a fette

30 g parmigiano

1 uovo, maggiorana

olio extravergine d'oliva

sale e pepe

## Preparazione

Per la ricetta del polpettone di fagioli
borlotti, fagiolini e formaggio avvolto nel
prosciutto, lessate le patate in acqua bollente
per circa 40 minuti. Pulite i fagiolini e
lessarli in acqua bollente salata per 5 minuti,
poi scolateli. Frullare i fagioli con 3 cucchiai
di olio utilizzando un frullatore ad
immersione. Schiacciare le patate e unirle
alla crema di fagioli, insieme all'uovo, al
parmigiano grattugiato, il sale, il pepe, a un
ciuffo di maggiorana tritata e ai fagiolini
tritati. Amalgamate il tutto fino a quando gli
ingredienti non saranno amalgamati.
Stendere le fette di prosciutto una accanto
all'altra su un foglio di carta da forno,
leggermente sovrapposte l'una all'altra.

Otterrete un rettangolo: giratelo in modo che le fette di prosciutto siano verticali davanti a voi; disporre il composto di polpettone sulla base. Create una scanalatura al centro e riempitela con il formaggio, poi richiudete il composto dandogli una forma cilindrica. Infine, arrotolatelo nelle fette di prosciutto, aiutandovi con la carta da forno. Chiudete il polpettone nella carta, come fosse una caramella. Ungete l'esterno con un filo d'olio, adagiatela in una pirofila e infornatela a 180°C per 35 minuti; quindi aprire la carta e cuocere per altri 78 minuti.

# BACCALÀ GRATINATO

Tempo 50 min

ingredienti

4 porzioni

800 g di filetto di baccalà dissalato

200 g di pangrattato raffermo

40 g di gherigli di noci

40 g di uvetta

8 fichi secchi

prezzemolo, aglio

Vino rosso

olio extravergine d'oliva

Preparazione

Per la ricetta del baccalà gratinato, pulite il baccalà, eliminate tutte le lische e mettetelo in una pirofila adatta per passare dal forno alla tavola. Frullare grossolanamente il pangrattato. Tritare i fichi, le noci e l'uvetta. Tritare finemente un ciuffo di prezzemolo con 1 spicchio d'aglio e distribuirne una parte sul baccalà. Amalgamare il restante trito con il pangrattato e la frutta secca tritata. Condire il pesce con un filo di vino rosso, poi ricoprirlo con un composto di pane e frutta secca. Condire con un filo d'olio e infornare a 180°C per circa 20 minuti.

# INVOLTINI DI POLLO E PORCINI ALLO ZENZERO IN PASTA KATAIFI

Tempo 40 min

ingredienti

8 persone

400 g 8 fette di petto di pollo

180 g di funghi porcini

150 gr di maionese

125 g di yogurt greco

90 g di pane per tramezzini

zenzero fresco, sale

pasta kataifi

erba cipollina, basilico

Olio di arachidi

olio extravergine d'oliva

Preparazione

Per la ricetta degli involtini di pollo, porcini
e porcini allo zenzero, in pasta kataifi,
togliete la crosta al pancarrè e frullatela.
Pulire i funghi e tagliarli a pezzetti. Rosolate
in padella con un filo di olio extravergine di
oliva, 34 fettine di zenzero e un pizzico di sale
per 23 minuti. Spegnilo e lascialo
raffreddare. Tritare finemente i funghi,
tritare finemente lo zenzero rosolato e unire
il tutto al pane. Aggiustare di sale e
aggiungere a questo ripieno 1 cucchiaio di
erba cipollina affettata.

Battere leggermente le fette di petto di pollo per assottigliarle, farcirle al centro con una noce di ripieno e chiudere a rotolo. Avvolgi ogni involtino di pollo nella pasta kataifi; friggetele per 3 minuti in olio di arachide a 170°C, con 23 fettine di zenzero. Scolateli su carta da cucina. Mescolare la maionese con lo yogurt greco, un pezzetto di zenzero grattugiato e qualche foglia di basilico spezzettata. Servire gli involtini con la maionese allo zenzero.

# PESCATRICE ALLA LUCIANA E CROCCANTI CARCIOFI

Tempo 1h 10min

ingredienti

4 persone porzioni

Trancio di rana pescatrice da 1 kg

150 g di passata di pomodoro

80 g di olive verdi denocciolate

30 g di capperi dissalati

3 carciofi

1 limone

1 spicchio d'aglio

Maggiorana

timo, alloro

sale al sedano

olio extravergine d'oliva

Olio di arachidi

Preparazione

Per la ricetta della rana pescatrice alla Luciana, pulite il trancio di rana pescatrice, eliminate le pellicine; giratela, praticate due incisioni lungo l'osso centrale, toglietela e tenetela da parte. Legate il trancio di rana pescatrice come un arrosto: in questo modo manterrà una maggiore succulenza durante la cottura. Preparare un bouquet aromatico con un rametto di maggiorana, uno di timo, un paio di foglie di alloro e un gambo di sedano. Scaldare una padella, preferibilmente di ghisa o acciaio, con 2 cucchiai di olio; rosolare la coda di rospo arrosto per 1 minuto, salare, unire l'aglio sbucciato e schiacciato e il mazzetto aromatico, le olive e i capperi dissalati, quindi ricoprire il tutto con la passata di pomodoro; aggiungere 50 g di acqua, e l'osso di rana pescatrice, coprire e cuocere per 50 minuti a fuoco basso. Mondate i carciofi, eliminando le spine e la barba interna; tagliarli a spicchi e tuffarvi poco alla volta in acqua acidulata con succo di limone. Friggere i carciofi in abbondante olio di arachidi per 56 minuti, poi scolateli su carta da cucina e sabatelli. Affettare la coda di rospo arrosto e servirla con il suo sugo e i carciofi croccanti.

# CAPESANTI CON UVA E FUNGHI

Tempo 20 min

ingredienti

4 persone

300 g di funghi porcini freschi

120 g di uva bianca senza semi

120 g di uva rossa senza semi

12 noci di capesante

burro, aglio

prezzemolo

sale e pepe

## Preparazione

Per la ricetta delle capesante con uva e funghi, arrostite le capesante in padella, in una noce di burro spumoso, a fuoco vivo, girandole da entrambi i lati, per 23 minuti. Salatele leggermente. Trasferite i molluschi in un piatto e conservate il fondo di cottura. Pulisci la teglia con carta da cucina. Pulire i funghi e tagliarli a pezzetti. Taglia a metà gli acini più grandi. Aggiungere una nuova noce di burro nella padella e rosolare i funghi porcini e l'uva con 1 spicchio d'aglio schiacciato e un pizzico di sale per 3 minuti. Rimettete in padella le capesante con il loro fondo di cottura, mescolate, togliete l'aglio, il pepe e servite con prezzemolo tritato.

# SFORMATI CON PORCINI

# E PATATE

Tempo 1h

ingredienti

6 porzioni

6 patate gialle piccole

150 g di funghi porcini

30 g parmigiano

2 pezzi di scalogno

alloro, saggio

martora, salato

Rosmarino

vino rosso, burro

concentrato di pomodoro

olio extravergine d'oliva

sale e pepe

Preparazione

Per la ricetta dello sformato di patate, sbucciate le patate e lavatele in una ciotola fino a quando l'acqua non risulterà limpida, per eliminare parte dell'amido. Tagliate le patate a fette regolari spesse 34 mm. Massaggiatele con un filo d'olio, distribuite su una teglia rivestita di carta da forno e salatele leggermente. Pulite i funghi porcini, tagliateli a fettine regolari, distribuiti nella padella con le patate, e conditeli con un filo d'olio. Infornare a 220°C per 15 minuti. Imburrate 6 stampini da muffin (ø 7 cm) e rivestite il fondo con 6 dischi di carta da forno, anch'essi da imburrare. Tritate finemente un rametto di maggiorana, santoreggia, e un rametto di rosmarino e mescolateli al parmigiano grattugiato.

Sfornare le patate e i funghi porcini e comporre ogni sformato distribuendo in ogni stampo uno strato di patate, uno di parmigiano alle erbe e uno di porcini, ripetere i tre strati e terminare con il parmigiano e una noce di burro; infornare a 180190 °C per una decina di minuti. Preparate la salsa: sbucciate lo scalogno, tagliatelo a metà e fatelo rosolare in una casseruola con una noce di burro, un ciuffo di salvia, un paio di foglie di alloro, un pizzico di sale e una macinata di pepe. Quando lo scalogno comincia a sfrigolare sfumare con 1 bicchiere di vino rosso e far sfumare; aggiungere 1 cucchiaino di concentrato di pomodoro e cuocere per 10 minuti; infine togliete le erbe aromatiche e frullate fino ad ottenere una salsa liscia ed omogenea. Servire gli sformatini con la salsa; accompagnate a piacere con funghi porcini saltati in padella con una noce di burro.

# COTOLETTA DI PESCE PERSICO E TAPIOCA

Tempo 40 min

ingredienti

6 persone porzioni

6 filetti di pesce persico

300 grammi di pomodori

120 g perle di tapioca

Farina di mais, albume

concentrato di pomodoro

sale al basilico

Olio di arachidi

Preparazione

Per la ricetta della cotoletta di pesce persico e tapioca, tagliate i pomodorini a pezzetti e frullateli.

Raccogliete la polpa in un colino foderato
con un canovaccio, adagiata su un recipiente,
e fatela sgocciolare fino ad ottenere 100 g di
acqua di pomodoro. Cuocere la tapioca in
300 g di acqua bollente salata. Quando le
perle di tapioca cominciano a gonfiarsi e
diventano leggermente trasparenti,
aggiungere l'acqua di pomodoro e cuocere
per 1520 minuti. Nel frattempo impanate i
filetti di pesce, intingendo nella farina di
mais, poi in 1 albume sbattuto e ancora nella
farina di mais. Friggetele in olio di arachidi
ben caldo per 2 minuti per lato. Mescolare la
polpa di pomodoro passata con 1 cucchiaio
di concentrato, ottenendo una salsa. Servire i
filetti fritti nella zuppa di tapioca e
completare con salsa di pomodoro e foglie di
basilico fresco.

# POLLO ALLA PANNA E PORCINI

Tempo 45 min

ingredienti

4 persone

1,5 kg 1 pollo

500 gr di panna fresca

400 g di funghi porcini freschi

grappa 150 g

1 cipolla, aglio

burro, salvia

Rosmarino

prezzemolo

olio extravergine d'oliva

sale e pepe

Preparazione

Per la ricetta del pollo con panna e porcini, tagliate il pollo in 8 pezzi e fatelo rosolare a fuoco vivace in padella con 1 spicchio d'aglio, senza aggiungere grassi. Profumato con qualche foglia di salvia e rosmarino. A cottura ultimata, dopo 45 minuti, versate il brandy, il sale e il pepe. Coprite con il coperchio e lasciate cuocere per circa 20 minuti. Tritate la cipolla e fatela appassire in una padella capiente con una noce di burro, un filo d'olio e un pizzico di sale. Aggiungere la panna, portarla a ebollizione, spegnere il fuoco e condire con sale e pepe. Pulire i funghi e tagliarli a pezzetti.

Rosolateli in padella con un filo d'olio e 1 spicchio d'aglio con la buccia, per 23 minuti. Salate e pepate, poi aggiungete un piccolo spicchio d'aglio tritato finemente. Tritare metà dei funghi porcini rosolati e unirli alla crema. Unite anche il pollo, insieme a parte del suo fondo di cottura, e cuocete il tutto per 5 minuti a fuoco basso, con il coperchio. Infine aggiungete i restanti funghi e servite con del prezzemolo fresco.

# POLPETTONE DI ZUCCA, CECI E FUNGHI

**Tempo 90 minuti**

**ingredienti**

**4 persone**

**1,5 kg di zucca**

**300 g di funghi porcini**

**230 g di ceci lessati**

**150 grammi di spinaci**

**2 uova, timo, aglio**

**prezzemolo**

**Parmigiano grattugiato**

**pangrattato, aceto**

olio extravergine d'oliva

sale e pepe

Preparazione

Tagliate la zucca a pezzetti, privati dei semi, distribuiti su una teglia ricoperta di carta da forno, conditela con olio, rametti di timo, sale e pepe e infornate a 180°C per 1 ora. Sfornate e recuperate la polpa; tagliarlo a tocchetti e frullare con ceci, uova, sale, pepe e 1 cucchiaio di aceto. Sbollentare gli spinaci in acqua bollente salata, scolarli e stenderli su fogli di carta da cucina ad asciugare. Pulite i funghi e tagliateli a tocchetti; farli rosolare in padella con un filo di olio, 1 spicchio d'aglio, sale e pepe, per 3 minuti, quindi completare con un ciuffo di prezzemolo tritato. Stendete il composto di zucca su un foglio di carta da forno spennellato di olio, aiutandovi con un altro foglio e un mattarello, creando una base rettangolare. Rifilate i bordi e ricoprite il rettangolo di pasta con gli spinaci. Poi distribuite i funghi sul lato più corto del rettangolo e da lì arrotolate il polpettone utilizzando la carta da forno. Mescolate 1 cucchiaio di pangrattato con 1 cucchiaio di parmigiano grattugiato e cospargete la superficie del polpettone, quindi infornate a 170°C per circa 25 minuti.

# ZUCCHINE RIPIENE

Tempo 80 min

ingredienti

6 persone

1 kg 6 zucchine

500 g di carne di vitello a tocchetti

50 gr di prosciutto crudo

40 g di pangrattato secco

20 g parmigiano grattugiato

1 uovo, latte

1 gambo di sedano

1 carota, 1/2 cipolla

prezzemolo

Vino bianco secco

olio extravergine d'oliva

sale e pepe

Preparazione

Per la ricetta delle zucchine ripiene, tagliate le zucchine orizzontalmente, ricavandone una parte più spessa, la base, e una parte più sottile, il coperchio. Svuotare generosamente la parte più spessa e conservare la polpa ottenuta. Sbollentare le basi ei coperchi in acqua bollente salata per 2 minuti; Scolateli su carta da cucina. Tritate il sedano, la carota e la cipolla e fateli appassire in una padella capiente con 3 cucchiai di olio per 23 minuti. Unite la polpa di vitello e fatela rosolare a fuoco vivo, facendo attenzione a non bruciare le verdure;

Dopo 57 minuti aggiungere 1/2 bicchiere di vino bianco e 1 mestolo d'acqua; abbassare la fiamma, coprire e far cuocere per circa 20 minuti, quindi aggiungere la polpa di zucchine, un altro mestolo d'acqua, sale, pepe e far cuocere per altri 15 minuti. Infine scolate la carne (conservate il fondo di cottura), tritate e mescolatela con l'uovo, il parmigiano, il prosciutto tritato, il pangrattato ammollato nel latte e strizzato, 1 cucchiaio di prezzemolo tritato, sale e pepe. Farcite le basi delle zucchine con il composto, chiudete con i coperchi e assicurate con qualche giro di spago. Disponete le zucchine in una pirofila, e aggiungete il fondo di cottura e un goccio d'acqua, se necessario. Infornare a 180°C per 2025 minuti.

# INSALATA DI MARE

Tempo 1h

ingredienti

4 persone

12 gamberi rossi sgusciati

12 scampi

12 calamari medi a tocchetti

4 patate medie a dadini

1 scalogno affettato

limone, prezzemolo

brodo vegetale

olio extravergine d'oliva

sale e pepe

## Preparazione

Per la ricetta dell'insalata di mare, fate rosolare lo scalogno in poco olio, poi aggiungete le patate, coprite con il brodo vegetale caldo e fate cuocere fino a cottura: frullate e condite con sale e pepe. Sgusciare gamberi e scampi senza togliere la testa; cuoceteli a vapore per 45 minuti al massimo e fate lo stesso con i calamari. Distribuire la crema di patate nei piatti e completare con scampi, gamberi e calamari. Condire con un filo d'olio e decorare con erbe aromatiche, spicchi di limone candito, fregola soffiata e chips di patate.

# SPIEDINI VEGETALI CON OKRA

Tempo 45 min

ingredienti

4 persone

500 g di gombo fresco

200 g di bastoncini di peperoncino

200 g bastoncini di carote

100 gr di pangrattato

30 g di noci sgusciate

4 foglie di cavolo medie

1 mela d'oro

paprika dolce affumicata

olio extravergine d'oliva

sale, curry

## Preparazione

Per la ricetta degli spiedini di verdure con il gombo, sbollentate il gombo in acqua bollente salata per 45 minuti dopo che avrà ripreso il bollore, poi scolatelo in acqua fredda, scolatelo e asciugarlo delicatamente con un canovaccio. Sbollentare anche le altre verdure. Frullare il pangrattato con 1 cucchiaio di curry, 1 cucchiaino di paprika, le noci e un paio di cucchiai di olio e sale; dovrete ottenere un composto abbastanza fine. Assemblare 4 spiedini alternando su ogni bastoncino il gombo, gli spicchi di mela e i bastoncini di verdure (in stagione si possono aggiungere 200 g di asparagi bianchi); Ungerle con olio e passarle nel composto di pane. Rosolare gli spiedini in una padella su entrambi i lati fino a completa doratura. Cospargilo di sale poco prima di gustarlo.

# MERLUZZO IN AGUACHILE ALLA MEDITERRANEA

Tempo 20 min

ingredienti

4 persone

600 g di filetto di merluzzo senza pelle

15 g di capperi dissalati

10 grammi di coriandolo fresco

5 g di prezzemolo fresco

1 tipo serrano di peperoncino verde

1 limetta, 1 limone

olio extravergine d'oliva

sale e pepe

Preparazione

Per la ricetta del baccalà alla mediterranea in aguachile, prepare la salsa aguachile:

frullate il coriandolo e le foglie di prezzemolo (tenetene da parte qualche intero per completare) con il succo di lime e 1/2 limone, un pizzico di sale, 2 cucchiai di olio e il peperoncino verde. Ungere una padella antiaderente con un filo d'olio, scolate il baccalà a fuoco vivo per 23 minuti per parte, poi salate leggermente, chiudete con il coperchio e proseguite a fuoco basso per altri 56 minuti. Distribuire il baccalà nei piatti, completare con 1 cucchiaio di capperi, la salsa di aguachile e, a piacere, spicchi di limone o lime. Completare con foglie di prezzemolo o coriandolo. L'ingrediente: il peperoncino Serrano è un peperoncino verde intero originario del Messico. Se non troppo piccante, può essere sostituito con altre varietà simili.

# FILETTO DI MAIALE ALLO SCIROPPO DI LIEGI, FRIGGITELLI E CIPOLLINE

Tempo 35 min

ingredienti

4 persone

500 g puliti

Cipolline Borettane

600 g 1 filetto di maiale

400 g di peperoni friggitelli

timo, alloro

olio extravergine d'oliva

sale e pepe

Preparazione

Per la ricetta del filetto di maiale allo sciroppo di Liegi, friggitelli e cipollotti, sale e pepe il filetto, cospargetelo di timo tritato, e fatelo rosolare da tutte le parti in una padella con un filo d'olio, in circa 67 minuti. Aggiungere i cipollotti, un paio di foglie di alloro, 2 cucchiai di sciroppo di Liegi, sale e pepe e cuocere fino a quando il filetto raggiunge i 58°C al centro, per circa 20 minuti, rigirando più volte. Durante la cottura le cipolle rilasceranno un po' d'acqua, che servirà a stemperare lo sciroppo ei sughi della carne, creando una salsa. Controllare l'evaporazione durante la cottura e, se necessario, aggiungere un goccio d'acqua. A parte fate saltare i friggitelli in un'altra padella con un filo d'olio per 810 minuti. Servire l'arrosto con la sua salsa e le cipolle; completato con i friggitelli, la nota mediterranea in un piatto più continentale.

# ORATA E INDIVIA CARAMELLATA

Tempo 1h

ingredienti

4 persone porzioni

2 orate da 800 g l'una.

4 teste di indivia belga

miele, limone

aglio, salvia

rosmarino, burro

timo, alloro

Marsala secco

olio extravergine d'oliva

sale e pepe

## Preparazione

Per la ricetta orata e indivia caramellata,
pulite le orate: squamate le, eliminate le
pinne e sviscerate le; ricavarne 4 filetti,
rifilando la parte ventrale, più morbida e
piena di lische. Tieni la testa, l'osso centrale e
i ritagli di pancia. Rosolare tutti gli scarti di
pesce in padella con un velo d'olio, un
rametto di rosmarino, un po' di timo e 1
foglia di alloro; dopo 10 minuti aggiungere
1/2 bicchiere di Marsala secco e continuare
la cottura per altri 30 minuti mescolando di
tanto in tanto; infine filtrare e far addensare
la salsa sul fuoco, con un pezzetto di burro,
per 5 minuti. In una padella scaldare un filo
d'olio con un rametto di rosmarino, 2 foglie
di salvia e 1 spicchio d'aglio a fuoco medio;
aggiungere i filetti di orata, posizionandosi
con la pelle rivolta verso il basso, coprire con
il

coprire e cuocere per una decina di minuti (il vapore che si forma all'interno cuocerà anche i filetti in superficie). Tagliate a metà le 4 teste di indivia e cuocete a vapore per 10 minuti. Nel frattempo frullate 3 cucchiai di miele con 3 cucchiai di olio e 2 scorze di limone, sale e pepe e, a piacere, qualche foglia di cerfoglio. Trasferire l'indivia in una teglia, spennellare con l'emulsione di miele e infornare a 200°C per 45 minuti. Servire i filetti di orata con la salsa e accompagnarli con la scarola. Da recuperare: gli scarti del pesce, ricchi di sapore, vengono utilizzati per preparare la salsa che accompagna i filetti.

# POLLO ALLA MARENGO

Tempo 45 min

ingredienti

6 persone porzioni

1,2 kg 1 pollo

500 grammi di pomodori

150 g di funghi champignon

6 code di gamberi

6 uova, farina, aglio,

pane fatto in casa

prezzemolo tritato

Vino bianco secco

sale, burro, limone

olio extravergine d'oliva

## Preparazione

Per la ricetta del pollo alla Marengo, tagliate il pollo in 6 pezzi, separando il petto e le cosce. Infarinate e fatele rosolare in una padella capiente con un filo d'olio, una noce di burro e 1 spicchio d'aglio schiacciato nella buccia. Girare i pezzi su tutti i lati per 56 minuti. Sfumare il pollo con 1 bicchiere di vino, quindi aggiungere i pomodori a pezzetti. Aggiungere il sale e cuocere per 5 minuti. Rimuovere i petti e aggiungere i funghi affettati. Cuocere per altri 10 minuti, quindi aggiungere nuovamente i petti, il succo di 1/2 limone e 2 cucchiai di prezzemolo e terminare la cottura in 12 minuti. Tostare 6 fette di pane. Friggere le uova fritte per 5 minuti. Arrostire le code di gambero sgusciate, quindi unirle al sugo con il pollo. Servire il pollo nel suo sugo, con l'uovo sul pane.

# CONCLUSIONE

"Il percorso della dieta bariatrica è un viaggio complesso e affascinante. Questo libro ha fornito una panoramica approfondita dei principi scientifici che ne stanno alla base e delle strategie pratiche per raggiungere i tuoi obiettivi. Ricorda che il successo a lungo termine dipende non solo dall'alimentazione, ma anche dall'esercizio fisico regolare, dal supporto di un team medico e da un cambiamento profondo dello stile di vita. Continua a informarti e a prenderti cura di te stesso, e i risultati saranno evidenti." "Hai intrapreso un viaggio straordinario verso una nuova te. Questo libro ti ha fornito gli strumenti e la motivazione per affrontare le sfide e raggiungere i tuoi obiettivi. Ricorda che sei più forte di quanto pensi e che ogni piccolo passo ti avvicina al tuo traguardo. Celebra i tuoi successi, sii paziente con te stessa e continua a ispirarti. Sei in grado di trasformare la tua vita!"

"Spero che questo libro ti abbia accompagnato in questo percorso di scoperta e crescita personale. La dieta bariatrica è molto più di una semplice perdita di peso; è un'opportunità per riscoprire te stesso, i tuoi gusti e le tue passioni. Ricorda che sei unico e che il tuo percorso è personale. Non aver paura di sperimentare, di chiedere aiuto e di celebrare ogni piccola vittoria." Ora hai tutte le informazioni necessarie per intraprendere questo nuovo capitolo della tua vita. Non aspettare oltre! Inizia a mettere in pratica i consigli di questo libro e a creare un piano alimentare personalizzato che ti soddisfi. Continua a impegnarti, a imparare e a crescere. Sei in grado di raggiungere qualsiasi obiettivo ti poni." Condividi la tua esperienza con noi! Lascia una recensione e raccontaci come questo libro ti ha aiutato.

Grazie per aver dedicato il tuo tempo e la tua attenzione a queste pagine, per aver mostrato un interesse sincero nel comprendere e migliorare la tua salute. Le tue parole potrebbero essere una luce guida per altri cercatori di benessere che si affacciano su questa strada. Ti ringrazio profondamente per aver scelto La Dieta Bariatrica 2024. Grazie di cuore per aver scelto di accompagnarmi in questo viaggio e per aver investito nella tua salute e nel tuo benessere. Auguro a te tutto il successo e la felicità nel tuo percorso futuro.Con gratitudine,   TERY LONG